*Stille
ist das Licht
des
Herzens*

Stille ist das Licht des Herzens

Handbuch des Stillen Qigong

von Paul Shoju Schwerdt

Theseus Verlag

Paul Shoju Schwerdt: | Lektorat: Claudia Seele-Nyima
Stille ist das Licht des Herzens | Umschlaggestalung: Morian & Bayer-Eynck,
© Theseus in J. Kamphausen | Coesfeld, www.mbedesign.de
Verlag & Distribution GmbH, | unter Verwendung eines Fotos von © Hildegard Morian
Bielefeld 2012 | Gestaltung und Satz: Ingeburg Zoschke, Berlin
info@j-kamphausen.de | Alle Abbildungen © Paul Shoju Schwerdt
www.weltinnenraum.de | Druck: KN Digital Printforce GmbH, Stuttgart

Bibliografische Information der Deutschen Nationalbibliothek

Die Deutsche Nationalbibliothek verzeichnet diese
Publikation in der Deutschen Nationalbibliografie;
detaillierte bibliografische Daten sind im Internet
über **http://dnb.d-nb.de** abrufbar.

ISBN 978-3-89901-015-2

Alle Rechte der Verbreitung, auch durch Funk, Fernsehen und
sonstige Kommunikationsmittel, fotomechanische oder vertonte Wiedergabe
sowie des auszugsweisen Nachdrucks vorbehalten.

Inhalt

Vorwort von Hu Xuezhi   7
Vorwort   11

TEIL EINS – THEORETISCHE GRUNDLAGEN

1 Qigong, Stille und das Herz   17
    _ Richtig Qigong üben und verstehen sind eins   17
    _ Mein Weg zum Stillen Qigong   19
    _ Was ist Stilles Qigong?   27
    _ Buddhismus, Daoismus und das Stille Qigong   36
    _ Gedanken zur Stille   42
    _ Stille ist das Licht des Herzens   46

2 Theorie des Stillen Qigong   53
    _ Sanbao, die drei Kostbarkeiten   54
    _ Das Vorgeburtliche und das Nachgeburtliche   58
    _ Erleuchtung – Einswerden und Einssein   67
    _ Das Wesentliche ist das Alltägliche   75

TEIL ZWEI – DIE PRAXIS DES STILLEN QIGONG

3 Anregungen zur Praxis   85
    _ Raum und Atmosphäre   86
    _ Sitzen und Körperhaltung   86
    _ Sammeln und Bewahren   90
    _ Hilfsmittel   92
    _ Kontinuität   93

4 Einfache Praktiken des Stillen Qigong	94
_ Der reinigende Atem	94
_ Der Atem des Grünen Drachens	96
_ Der Atem des Weißen Tigers	97
_ Den Himmel öffnen	99
_ Das innere Lächeln	99
5 Wuji-Übungen	102
_ Den Alltag neu entdecken	102
_ Tiefer gehende Wuji-Übungen und Wuji-Praxis des Stillen Qigong	103
_ Die hundert Punkte mit dem Universum verbinden	104
6 Der Kleine Himmlische Kreislauf	108
_ Vorübungen zum Kleinen Himmlischen Kreislauf	111
_ Voraussetzungen für eine erfolgreiche Praxis	117
_ Vorbereitende und abschließende Übungen	119
_ Übungspraxis und -verlauf	120
7 Wuxing – Die Welt der fünf Wandlungsphasen	122
_ Mandalas	122
_ Mudras – Die Hand als Schlüssel	124
_ Wuxing – Eine Pfadarbeit zum inneren Verständnis der Wandlungsphasen	127
Schlusswort	135
Anhang	
_ Der daoistische Klassiker »Tianyinzi«, übersetzt und kommentiert	137
_ Häufig gestellte Fragen	152
_ Anmerkungen	156
_ Literaturverweise und weiterführende Lektüre	158
_ Adressen	160
_ Über den Autor	160

Vorwort von Hu Xuezhi

Die chinesische Meditationspraxis blickt auf eine mindestens 5000 Jahre alte Geschichte zurück. Diese Geschichte besteht nicht aus einer im Stil einheitlichen, linearen, aufeinander aufbauenden Entwicklung von Geschehen, Theorien und Anleitungen, sondern ist vielfältig und bunt. Sie umfasst zahlreiche legendäre Figuren, erzählt herzbewegende Geschichten, lehrt auch mittels esoterischer Anekdoten, schwelgt in ausschweifenden Vorstellungen und präsentiert umfassende Theorien. Neben den eher bekannten Schriften gibt es »bergeweise« Dokumente, die von der weit verzweigten Entwicklung chinesischer Meditationspraxis, von den Bemühungen der Generationen von Nachfolgern ihrer Gründer und nicht zuletzt von der Aktualität ihrer Ansätze Zeugnis ablegen könnten. Statt jedoch in adäquater Auseinandersetzung erschlossen zu werden, schlummert dieser Schatz träge, gewissermaßen in Selbstgespräche vertieft, im Staub der Bibliotheken.

Dennoch haben die hier behandelten Themen von jeher Menschen um sich versammelt – und werden es sicherlich auch in Zukunft tun –, die, ihrer Intuition folgend, Zeit und Energie dem Studium widmen und deren Darlegungen der Künste dem Kultivieren und Bewahren geistiger und körperlicher Gesundheit und dem Wohl aller Menschen dienen können.

Das letztendliche Ziel der Qigong-Praxis besteht in der assimilativen Vereinigung von Herzgeist und körperlicher Existenz. Während des gesamten Praxisverlaufs erfahren Jing, also die schöpferische Kraft, Qi, das aktive Agens des Dao, und Shen, das personifizierte und konzentrierte Bewusstsein, eine Vielzahl von Veränderungen, die über rein quantitive und qualitative Aspekte hinausgehen. Die sehr komplexen Zusammenhänge zwischen Herzgeist, körperlicher Existenz, Shen, Qi und Jing sollen nun, wenn auch sehr kurz, beleuchtet werden:

Das Shen findet seine Heimstatt im Herzgeist, der seinerseits durch die Wesensnatur regiert wird. Daher wissen wir, dass Wesensnatur und Shen eng mit dem Herzgeist verbunden sind.

Das Jing bedarf während der gesamten Lebenszeit sorgfältiger Haushaltung. Diese Haushaltung geschieht und wird beeinflusst über die körperliche Ebene, auf der auch die menschlichen Veranlagungen verankert sind. Hier wird deutlich, das Jing und Veranlagung mit körperlicher Existenz verbunden sind und nicht ohne sie existieren können. Wenn Herzgeist und körperliche Existenz sich vereinigen sollen, müssen also – das verdeutlichen diese Zusammenhänge – an diesem Prozess Jing, Qi, Shen und Veranlagung zusammen in wechselseitiger Abhängigkeit teilhaben und sich verändern.

Wenn dies gelingt, so führt dies zu umfassenden systemischen Umstrukturierungen, die nicht nur Veränderung auf der materiellen Ebene mit sich bringen, sondern auch die Umwandlung materialisierter Existenz und Energie. Dieser Prozess mag den Weg zur Transzendenz aller Begrenzungen in der materialisierten Welt bahnen. Innerhalb dieses Verlaufs spielt das Qi eine unersetzbare Rolle – es funktioniert einem Tunnel gleich, der Körper und Herzgeist verbindet. Damit wird die hervorragende Rolle deutlich, die der Qigong-Praxis zukommt.

Qigong meint in seiner wörtlichen chinesischen Bedeutung den Prozess, das Kultivieren von Qi zu fördern. Qigong-Praxis vermag zu einer harmonischen Kommunikation zwischen Herzgeist und Körper zu führen, in welcher das Qi die Rolle des Vermittlers übernimmt.

Dafür ist es nötig, das Qi zu nähren, indem in graduell aufbauender Praxis blockierte Kanäle gebahnt und geöffnet werden, so dass es in der Kommunikation zwischen dem Körper und dem Feinstofflichen wieder vermitteln kann. Dies ermöglicht nicht nur die Vereinigung von Jing, Qi, Blut, Flüssigkeiten und harmonischer Korrelation zwischen inneren Organen und Gefäßen, sondern vor allem auch einen andauernden friedvollen und beständigen Zustand des Herzgeistes. So vermag Qigong-Praxis Sterblichen, die unausweichlich dem täglichen Leben ausgesetzt sind, sowohl körperliche als auch geistige Gesundheit und Wohlbefinden zu bringen. Dieser Stellenwert, den man einer sorgfältigen Qigong-Praxis zuerkennen muss, kann durch nichts anderes ersetzt werden. Dies gilt insbesondere für Menschen, die an chronischen Erkrankungen oder unter psychischen Belastungen leiden – Qigong-Praxis vermag ihnen mehr als erwartet zu bringen.

Paul, den ich als umsichtigen Lehrer, Praktiker und Mentor auf den Gebieten des Taijiquan, der chinesischen Kampfkünste und des Qigong schätze, verdient unseren gebührenden Respekt für sein unentwegtes Bemühen, diese Künste der westlichen Welt näher zu bringen.

Je mehr Verständnis und Praxis dieser Kunst in dieser Welt verbreitet werden, desto mehr Harmonie, Glück und Frieden können erreicht, desto mehr Bewahren kann der Turbulenz entgegengesetzt werden, die in der sterblichen Welt vorrangig bleibt.

Die Menschen können die Wahrheit realisieren, wenn sie der rechten Richtung folgen, und Pauls Arbeit vermag die Tür hierzu weit zu öffnen.

Ich freue mich, dass hiermit sein nächstes Werk veröffentlicht wird, verbunden mit meinen aufrichtigen und besten Wünschen für Paul und seine Arbeit.

Hu Xuezhi

(Hu Xuezhi ist ein im Wudang-Gebirge lebender Daoist, Herbalist und Qigong-Lehrer und Autor des Buches *Revealing the Tao Te Ching*[1], der ersten Übersetzung des Daodejing mit Kommentaren zur alchemistischen Deutung des Werkes.)

Vorwort

Manchen Gelehrten mag dieses Buch sehr einfach erscheinen – doch alle wesentlichen Dinge sind in ihrer Essenz einfach. Für manche Leser populärer »How to ...«-Bücher wiederum mag es ungewohnt sein, sich mit den Hintergründen des Stillen Qigong auseinanderzusetzen – doch Ziel dieses Buches ist es, eine Brücke zu schlagen, um die Leserinnen und Leser sicher über die Kluft zwischen fachspezifischer Sinologenarbeit und praxisorientierter Erklärung zu geleiten und nicht in eines der beiden sich anbietenden Extreme zu verfallen: auf der einen Seite abstrakte und alltagsfremd anmutende theoretische Konzepte bis hin zu rein linguistischen Interpretationen oder Spekulationen, auf der anderen Seite Aneinanderreihungen von Übungen und Anweisungen, die jedoch die Essenz der Lehren vermissen lassen und daher leer bleiben.

Ich bin mir dessen bewusst, dass dieser Brückenschlag ein mutiger, wenn nicht gar dreister Schritt ist, denn über der Thematik dieses Buches liegen der Staub von Jahrhunderten und ein mystischer Schleier aus Geheimlehren, Marketingstrategien und Gralssucherromantik. Häufig kommt es vor, dass entweder der Staub für die Essenz gehalten oder aber das Ganze als Humbug abgetan wird – doch Letzteres heißt, das Kind mit dem Bade auszuschütten. In diesem Buch möchte ich den Versuch wagen, den Lesern dieses »Kind«, das Wesentliche, näherzubringen, und sie mögen danach selbst urteilen, was das »Badewasser« ist. Solange aber unklar ist, wie zwischen Essenz und Unwesentlichem unterschieden werden kann, ist dies schwierig.

Betrachtet man das Stille Qigong, wie es auch in Bezug auf andere fernöstliche Traditionen nicht selten geschieht, nur unter dem

Aspekt der Technik, ohne sie in ihrem Gesamtzusammenhang zu verstehen, dann bleibt jede Technik leer. Nur wenn wir ihren Kontext, das Ganze, verstehen lernen, können wir damit umgehen, kann Stilles Qigong – wie auch andere Künste – uns ein Werkzeug, ein Weg werden, unser Sein zu kultivieren. Hierzu bedarf es der Stille.

Stille – ein Begriff, der Sehnsucht und zugleich auch Unbehagen auslöst. Wir haben zwar einerseits das Bedürfnis nach Stille, sind aber andererseits, so scheint es, oft auch auf der Flucht vor ihr. In einer Gesellschaft, in der Fortschritt, Leistung und Ranking im Vordergrund stehen, müssen Begriffe wie Entschleunigung oder Stille Unbehagen auslösen. Doch Stille ist eben nicht gleichzusetzen mit Stagnation, sondern eher mit Heimkommen, Heilung und Erwachen. Hierzu bedarf es jedoch der Entwicklung und Gestaltung einer »Kultur der Stille«, einer Kultivierung des Seins, des Alltags, in dem die Stille ihren Platz hat, in dem auch das Seinlassen jenseits des Agierens wirken kann.

Dieses Buch hat zwei Teile. Im ersten Teil möchte ich das Hintergrundwissen vermitteln, das zum Verständnis von Stillem Qigong nötig ist. Hierzu zählen die Geschichte und Entwicklung des Stillen Qigong, seine Grundprinzipien und klassischen Termini und der Kontext, in dem es vermittelt wurde.

Im zweiten Teil des Buches werde ich verschiedene Übungen, Traditionen und Varianten des Stillen Qigong vorstellen, die Interessierten die Möglichkeit bieten, erste Erfahrungen zu machen.

Natürlich ersetzt dieses Buch keinen guten Qigong-Lehrer, und ich empfehle allen ernsthaft Interessierten, sich einen solchen zu suchen. An dieser Stelle möchte ich ausdrücklich darauf hinweisen, dass die im vorliegenden Buch beschriebenen Übungen nicht den Gang zu einem Arzt oder Therapeuten ersetzen. Stilles Qigong setzt im Regelfall eine normale psychische und körperliche Belastungsfähigkeit voraus. Im Zweifelsfall fragen Sie Ihren Arzt, ob er solch eine Praxis für förderlich hält oder nicht. Davon abgesehen möchte ich betonen, dass Stilles Qigong für Personen, die unter schweren psychischen Erkrankungen (Psychose, Depression, Borderline-Syn-

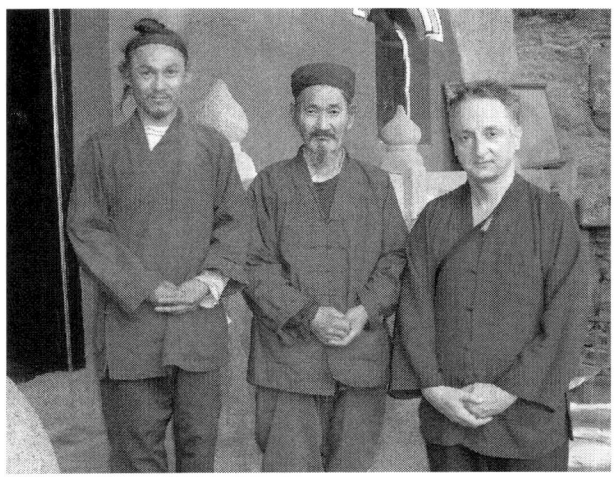

Der Autor und daoistische Eremiten im Wudang-Gebirge

drom etc.) leiden oder gelitten haben, kontraindiziert ist und gegebenenfalls nur unter neurologischer Begleitung angewendet werden sollte.

An dieser Stelle auch ein paar Worte zu meiner Person, die den Leserinnen und Lesern veranschaulichen, weshalb mein Zugang zum Stillen Qigong ein mehrdimensionaler ist: Zum einen durfte ich in China über viele Jahre verschiedenste Qigong-Formen – auch jene des Stillen Qigong – unter mehreren Meistern lernen, darunter Meister Yue Tonke aus Beijing, Meister Xia Tao, Meister Xude und Hu Xuezhi aus Wudang und Meister Jian Jiang, der »pinselschwingende Drachenreiter«.

Darüber hinaus studierte ich Zen-Buddhismus (chin. Chan) unter verschiedenen Dharma-Meistern in den USA und China, stehe als Dharma-Halter in der Linie meines Lehrers Bernard Glassman Roshi und über Meister Xude und Hu Xuezhi in der Tradition des Quanzhen-Daoismus, wodurch mir Einsicht in die spirituelle Tradition gewährt wurde. Und nicht zuletzt erlaubt mir meine Profession als Psychotherapeut (FPI) ein tieferes Verständnis der psychologischen Komponenten und Anteile energetischer Praxis.

Mein Dank gilt an dieser Stelle all jenen Lehrern, die mich auf meinem Weg führten und begleiteten, sowie meinen Schülern, deren »Hunger« mich immer wieder ermutigt, weiterzuschreiben. Dank an die Programmplanerin beim Theseus Verlag, Frau Ursula Richard, die mich immer wieder ermunterte, das Buch zu schreiben, an meine Lektorin Claudia Seele-Nyima für ihr sorgfältiges Überarbeiten des Textes und besonderen Dank an Eva für das Korrekturlesen, zahlreiche Denkanstöße und viel, viel mehr.

Wenn Sie, verehrte Leserin, verehrter Leser, in diesem Buch Nützliches und Hilfreiches finden, dann ist dies der Verdienst der Obengenannten. Etwaige Fehler und Ungereimtheiten gehen auf mein Konto.

Teil eins
Theoretische Grundlagen

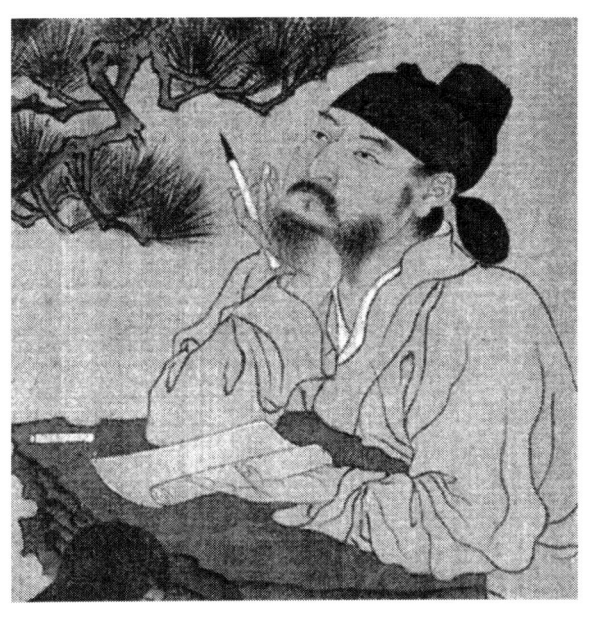

1 Qigong, Stille und das Herz

Richtig Qigong üben und Qigong verstehen sind eins

Für die energetische Arbeit ist es essenziell, dass Sie verstehen, was Sie tun. Warum? Es ist vergleichbar mit dem Autofahren: Ihr Körper ist Ihr Fahrzeug, und Ihr Verständnis der Praxis ist der Zündschlüssel dazu. Der Vergleich mit einer Landkarte verdeutlicht, wie die meisten Qigong- und Taijiquan-Lehrerinnen und -Lehrer unterrichten und wovon zahlreiche Publikationen zu diesem Thema handeln – denn die meisten Bücher sind wie Landkarten: hilfreich, um zu sehen, wie man von A nach B kommt. Das ist dann sehr nützlich, wenn man schon Auto fahren kann. Aber das Wissen, wie man von Leverkusen nach Düsseldorf kommt, bringt Sie noch lange nicht dorthin. Sie sitzen immer noch im Wohnzimmer, mit der Karte auf dem Schoß.

Manche Lehrende unterrichten hauptsächlich das Verhalten im Straßenverkehr und die entsprechenden Verkehrsregeln. Andere unterrichten Karosseriebau oder Maschinenbau. Diese Lehrer vermitteln Ihnen ein tieferes Verständnis davon, warum Autos fahren können. Das ist sehr interessant. Dennoch hat sich Ihr Wagen bislang keinen Meter weiter bewegt, dabei wollten Sie eigentlich die ganze Zeit nichts anderes als losfahren.

Anhand dieses Bildes wird Ihnen vielleicht deutlich, dass es sehr wichtig ist zu wissen, wie Autofahren funktioniert und worauf es dabei ankommt. Es ist beispielsweise wenig tragisch, wenn sie gerade keinen Sender im Autoradio empfangen können. Deswegen müssen Sie auch nicht zur Tankstelle – wohl aber, wenn der Tankanzeiger auf Reserve steht. Sie finden wahrscheinlich, das Beispiel sei überflüssig, das verstehe sich doch von selbst. Ja – weil Ihnen klar ist, warum das eine wichtig, das andere weniger wichtig ist.

Im Qigong ist es nicht anders: Auch hier gibt es Essenzielles und weniger Wichtiges. Sie glauben gar nicht, wie viele Übende in ihrer Qigong-Praxis mit Unwesentlichem beschäftigt sind! Sie wühlen zum Beispiel ständig im Kofferraum herum, drehen verzweifelt am Radioempfänger und polieren die Radkappen, während der Tank leer ist, die Batteriekontakte verschmutzt sind und der Zündschlüssel auf der heimischen Fensterbank liegt.

Mit manchen Qigong-Anbietern ist es ähnlich wie mit vielen Büchern zum Thema, und ich nehme als Bild mein zweites Lieblingsbeispiel neben dem Autofahren, das Kochen: Viele Qigong-Anbieter und -Bücher vermitteln Ihnen – im übertragenen Sinne – Kochrezepte. Manche Bücher erklären Ihnen, wie man sicher Kartoffeln schält, ohne sich zu schneiden; andere Lehrer, wie man Sushi rollt. Wieder andere beschäftigen sich mit dem ökologischen Anbau von Suppengemüse. Das ist alles gut und schön, doch was Sie wollen, ist Kochen lernen. Ihr Ziel sollte sein, selbstständig über den Markt zu gehen, Nahrungsmittel bewusst nach Ihren Bedürfnissen und Ihrem Gusto auszuwählen und diese dann schmackhaft zuzubereiten. Ihre Praxis (Gemüse beschaffen, zubereiten etc.), Ihr Verständnis (alles in einen Topf auf den Herd stellen und es garen) und ihre Kontinuität (die Suppe essen) werden Ihr kräftigendes Mahl sein.

So hoffe ich nun, dass dieses Buch dazu beiträgt, dass Qigong nicht allein als wunderschöner exotischer Tempel in den chinesischen Bergen, von außen bewundert und verehrt, gesehen wird, sondern dass durch ein tieferes Verständnis dieser Tempel für viele Menschen auch begehbar wird. Denn es lohnt sich!

Mein Weg zum Stillen Qigong

Meine eigenen ersten Begegnungen mit dem Stillen Qigong beschränkten sich zunächst darauf, dass der Begriff hier und da in der Fachliteratur auftauchte. Ich erinnere mich gut an die Zeit der frühen siebziger Jahre, als man europaweit noch hunderte Kilometer reisen musste, um überhaupt einen Lehrer in chinesischen Künsten zu finden. Sogenannte Fachliteratur war, wenn überhaupt, nur auf dem amerikanischen Buchmarkt erhältlich, und auch diese war zumeist oberflächlich. Da ich in jungen Jahren schon mit Kampfkunst begonnen hatte und mich sehr für die Hintergründe interessierte, hatte ich schon als Vierzehnjähriger das Daodejing, Zhuangzi und einige Zen-Bücher verschlungen, wenngleich mir eine solche Praxis der Stille recht langweilig und uneffektiv erschien. Ich war eben wie ein junger Hirsch, der unbedingt seine Kraft mit anderen messen will, und mein Interesse galt daher viel eher heroisch-akrobatischen Techniken als innerer Stille und Weisheit. Deswegen suchte ich als Neuling der Materie seinerzeit auch nicht nach Fachbüchern zum Thema Daoismus, Tantrismus oder speziell sinologische Literatur, sondern primär unter den Überschriften Kungfu, Taijiquan und Qigong. Ich war »heiß«, auf der Suche nach immer neuen »Kicks«, und je exotischer und geheimnisvoller der illustrierte Lesestoff war, je mehr er auf akrobatische Aspekte abzielte, umso besser fand ich alles.

Ich erinnere mich noch gut an ein kleines amerikanisches Qigong-Heftchen mit rotem Cover, das ich mir bestellt hatte, um weitere faszinierende Qigong-Formen (möglichst wieder mit vielen Bildern über exotische und geheimnisvolle Bewegungen) kennenzulernen und mir noch die eine oder andere »Kraft« anzueignen. Ich war frustriert, als ich entdecken musste, dass das Heftchen aus nur einer Abbildung – ein in meditativer Haltung sitzender Chinese – und einem ausführlichen Fragen- und Antwortenkatalog zum Thema Jinggong-Qigong (Stilles Qigong) bestand. Sonderlich ergiebig war das Heftchen dann auch nicht, denn es benannte nur die Sitzhaltung und die üblichen gesundheitlichen Vorteile, die man aus der Qigong-Praxis ziehen kann, und enthielt Tipps gegen eingeschlafene Beine und Haltungsbeschwerden.

Da ich schon als Jugendlicher mit Zazen begonnen hatte, erschien es mir in meiner Naivität und Besserwisserei als ein »missverstandenes Zazen« und »falsches Sitzen«, da doch meiner Meinung nach die Essenz des Sitzens darin bestand, dass es ohne Ziel und Zweck sein sollte, und nicht darin, irgendetwas erreichen zu wollen. Je weiter ich jedoch in die Materie eindrang, umso öfter begegnete mir das Stille Qigong in der Literatur und bei genauerem Hinschauen auch unter meinen Lehrern.

Nun muss ich an dieser Stelle anmerken, dass chinesische Lehrer einem selten direkt sagen, was sie wirklich praktizieren, und in der Regel gehört ein gewisses Maß an Vertrauen und gewachsener Beziehung dazu, um sie in dieser Hinsicht auskunftsfreudiger werden zu lassen.

Als ich in den siebziger Jahren meine ersten Kungfu-Lehrer suchte, fand ich sie allein durch Tipps von chinesischen Studenten der hiesigen Hochschule oder von Kellnern aus China-Restaurants, denn zu dieser Zeit gab es in Deutschland noch keine öffentlich zugänglichen Kungfu-Schulen. Chinesen übten in geschlossenen kleinen Cliquen für sich in Garagen, Kellerräumen oder zu damals für mich unmöglichen Uhrzeiten in Parks. Hatte ich mal einen Kontakt, so sprach ich die betreffende Person an und erhielt zunächst immer als Antwort, nein, das sei nur ein Gerücht, dass hier Kungfu oder Ähnliches geübt werde. Allein durch meine Hartnäckigkeit und ein dickes Fell bezüglich Zurückweisung wurde ich damals als Schüler angenommen.

Mein erster Lehrer, bei dem ich den Tantui-Kungfu-Stil[2] lernte, verriet mir nach einiger Zeit mehr über seine persönliche Praxis. So fastete er beispielsweise freitags immer. Wenn ich ihn unangemeldet besuchte, saß er oft still auf einem Kissen und praktizierte – er übte Stilles Qigong. Wenn ich ihn aber später fragte, was er denn da so sitzend mache und ob er auch Zen-Buddhist sei, lachte er nur und schüttelte den Kopf.

Wenngleich er zwei Köpfe kleiner war als ich, hatte ich doch einen Heidenrespekt vor ihm. Nicht allein deswegen, weil sein Kungfu sehr gut war: Als wir beide einmal bei dem Umzug eines chinesischen Freundes halfen, hob er zum Beispiel die Waschmaschine, die ich vielleicht mithilfe zweier weiterer Personen hätte bewegen können, wie einen leeren großen Pappkarton über seinen Kopf und trug sie die Treppe hinunter nach draußen zum Lastwagen. Wie ich später erfuhr, verdiente er sich sein Geld zum Architekturstudium als Türsteher in einem einschlägigen Nightclub. In meinem jugendlichen Kopf funkte es. Wenn solch ein Kerl Stilles Qigong praktizierte, dann musste mehr dahinterstecken als »nur sitzen«.

Also zündete ich mir in mancher stillen Stunde zu Hause ein Räucherstäbchen an, setzte mich in Meditationsposition und – so würde ich es heute nennen – spielte Kwai Chang Kaine, den Protagonisten der damaligen Fernsehserie »Kungfu«. Ich fühlte mich dann immer sehr cool, weise und »chinesisch«.

Wenn ich heute zurückblicke, sehe ich mich schon zu jener Zeit auf der Suche nach innerer Stille, und ja, ich hatte schon damals die Fährte aufgenommen. Ich erinnere mich an zahlreiche Spaziergänge durch den Wald, durch die Felder, an Plätze, die ich immer wieder aufsuchte, um dort zu verweilen, der Stille zu lauschen und in ihrer wortlosen Weisheit Rat zu finden.

Erst Jahre später, nachdem ich mir die ersten Geweihe abgestoßen hatte, meine Zen-Praxis über das Plattsitzen von Sitzkissen hinausging und nicht zuletzt auch hervorgerufen durch Schicksalsschläge und schwere Erkrankungen, fand ich neuen und tieferen Zugang zur Stille. In dieser Zeit begann ich, Qigong und Taijiquan nicht nur ernsthafter zu betrachten, sondern es auch ernsthafter zu praktizieren.

Auch heutzutage ist die Suche nach einem guten Lehrer oder einer guten Lehrerin nicht einfach, obgleich das Angebot breiter geworden ist. Vor 25 Jahren aber war ein guter Lehrer ebenso »leicht« zu finden wie eine Stecknadel im Heuhaufen. Ich reiste hunderte Kilometer für ein paar Stunden Unterricht. So musste mich meine Suche letztendlich auch nach China führen, wo ich zunächst in Hangzhou bei Professor Lian Liang Tuschemalerei und unter dem renommierten Meister Xia Tao Taijiquan studierte.

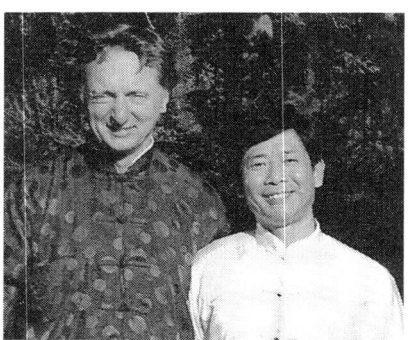

Der Autor und Meister Xia Tao

Dort fragte ich meinen damaligen Lehrer, Professor Lian Liang, ob er auch Taijiquan betreibe, denn er kannte meinen Taijiquan-Meister Xia Tao recht gut. Nein, sagte er, aber er praktiziere sehr intensiv Qigong. Das sei ja Spitze, meinte ich und bat ihn, mir doch nach der Vorlesung etwas von seinem Qigong zu zeigen. Er sagte zu.

In Erwartung geheimnisvoller energetischer Bewegungen traf ich ihn später draußen auf dem Hof. Er kam auf mich zu und sah mich freundlich und vielsagend an, setzte sich in den Lotossitz, legte die Hände ineinander und versank für die nächsten zwanzig Minuten in Stille. Ich schaute ihn an, den Innenhof der Hochschule, den Springbrunnen in der Ecke, blickte frustriert über den Campus und war nun doch etwas enttäuscht: keine spektakulären Bewegungen, nur Stille. Nun öffnete er die Augen wieder, sagte: »So sieht mein Qigong aus. Das mache ich jeden Tag«, und strahlte mich, vollkommen zufrieden und entspannt im Hier und Jetzt, an. Trotzdem wollte ich wissen, wer ihm das denn beigebracht hätte. Ein Bekannter, antwortete er. Jahre später erzählte er mir, dass er dieses Stille Qigong von einem buddhistischen Mönch gelernt habe. Als Jugendlicher war er schwer an Leukämie erkrankt, und die Ärzte hatten ihn aufgegeben. Seine Mutter brachte ihn zu jenem Mönch im Tempel, der ihn daraufhin in dieser Form des Qigong unterwies. Nach zwei Jahren Praxis war er vollkommen geheilt, doch weil es ihm so guttat, übte er es einfach weiter. Seine Tuschemalerei sei hierdurch auch immer besser geworden, fügte er lachend hinzu.

1 Qigong, Stille und das Herz

Damals wohnte ich als *tudi* (angenommener Schüler) bei meinem Taijiquan-Lehrer Xia Tao. Da mein Taijiquan-Lehrer weit über die Grenzen Hangzhous hinaus bekannt war, gingen viele Taiji- und Qigong-Meister bei ihm aus und ein. Jeden Abend wurde gemeinsam geübt, gefachsimpelt und erzählt. So traf ich dort unter anderem Yue Tongke, einen Taijiquan- und Qigong-Meister aus Beijing. Beim gemeinsamen Abendessen bat ich ihn, mir doch etwas von seinem Qigong zu zeigen. Lachend schob er mir seine Hand entgegen, ich solle doch einmal auf seine Handfläche schauen. Auf seinen willentlichen Impuls hin vermochte er seinen *Laogong*-Punkt (ein Akupunkturpunkt in der Handinnenseitenmitte) in der Handinnenfläche optisch so deutlich sichtbar vibrieren zu lassen, als schlüge dort ein aufgeregtes Herz! Dann nahm er meine Hand, hielt seine Hand über meine, und wenig später schien mein Laogong in der Hand zu tanzen.

Ich wollte unbedingt wissen, was denn seine Praxis sei, und er antwortete: Stilles Qigong. Meister Yue Tongke war überall als großer Heiler bekannt, und auf meine Frage, warum er gerade Stilles Qigong praktiziere, antwortete er: »Damit der alte Yue Tongke weiser wird«, und lachte. Viele Qigong-Meister, die ich kennenlernen durfte, antworteten auf dieselbe Frage mit den Worten: »Für die Gesundheit« und »für Weisheit«.

So erlernte ich allmählich verschiedene Formen des Stillen Qigong von meinen chinesischen Lehrern, in chinesischen Großstädten, in Tempeln und in der Eremitage der Wudang-Berge. Paradoxerweise hatte ich zunächst immer noch eine typische »Schere im Kopf«: So unterschied ich deutlich zwischen meiner Meditationspraxis im Zen und dem Stillen Qigong.

Ich übersah zunächst, dass es in der Zen-Tradition eigens eine Schulung für Priester über die Bewegungen und Schritte innerhalb von Zeremonien gibt, die einen klaren energetischen Charakter haben. Hierzu gehören auch die verschiedenen Mudras (Handstellungen) und das Wissen, wann, wie und nicht zuletzt wozu sie in den einzelnen Zeremonien verwendet wurden (zum Beispiel Kanromon[3]). Damit Laien diese Mudras nicht missbrauchen konnten,

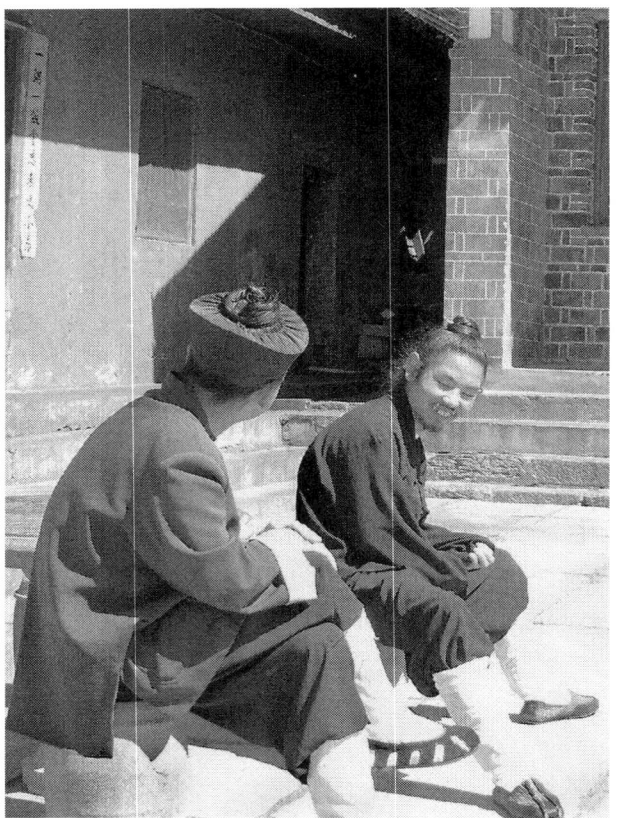

Daoistische Mönche im Wudang-Tempel

wurden sie mit den langen Ärmeln des Mönchsgewandes verdeckt. Aufgrund der Bemühungen Taizan Maezumi Roshis[4], das alte Wissen zu bewahren, wurde diese Tradition in meiner Zen-Linie fortgesetzt, wofür ich nicht zuletzt auch als Qigong-Praktiker sehr dankbar bin. All dies ist eindeutig energetische Praxis, die aber im populären Verständnis des Zen nicht auftaucht.

Ich war verblüfft, als ich zum Beispiel von meinem Lehrer Bernard Glassman Roshi, dem ersten Dharma-Nachfolger von Maezumi Roshi, in die Kiragami-Lehren eingeweiht wurde. Diese Tradition

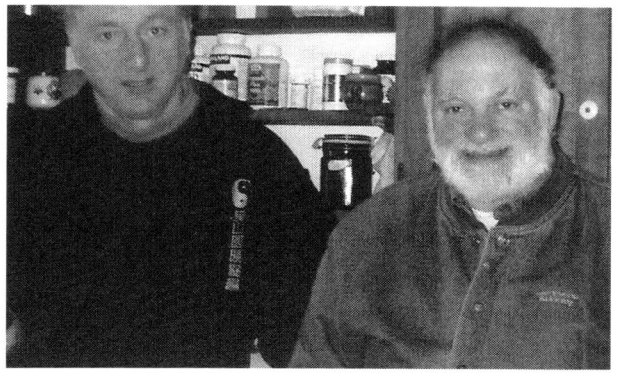

Der Autor und Bernard Tetsugen Glassman Roshi

stellt den Abschluss der formalen Ausbildung dar und ist geheim. Sie besteht darin, dass dem Schüler vom Lehrer Texte vorgelegt werden, die er zunächst abschreibt – genauso, wie sein Lehrer einst die Texte abschrieb, die ihm von seinem Lehrer vorgelegt wurden – und dann mit dem Lehrer studiert.

Was mich hier derart verblüffte, waren die Parallelen der alten, geheimen zen-buddhistischen Texte zu den daoistischen Klassikern. Es war die gleiche Musik, die ich hier hören durfte und aufgrund meiner daoistischen Kenntnisse wesentlich leichter verstand.

Ein andermal fachsimpelte ich mit Wendy Nakao Roshi, einer meiner Dharma-Schwestern, über Qigong, das ich gerade während eines Zen-Retreats in Frankreich unterrichtete, und sie erzählte mir, dass Maezumi Roshi in seinen späten Jahren leidenschaftlich Qigong praktizierte und einen Artikel darüber verfasst hatte.

Ein weiteres Beispiel für energetisch-meditative Praxis ist das Maitri-Training, in dem ich ausgebildet wurde. Chögyam Trungpa Rinpoche, ein bedeutender tibetischer Dharma-Meister, führte dies weiter zum Entwickeln der Energien der Fünf Buddha-Familien.[5] Hierbei werden bestimmte Haltungen eingenommen, die jeweils das Qi des entsprechenden Elements bzw. der Buddha-Familie akkumulieren lassen. In gewisser Hinsicht ist diese energetische Praxis zum Beispiel mit dem Wuqinxi-Qigong verwandt, dem »Spiel der Fünf Tiere«[6].

Im Laufe der Zeit und im Zuge langjähriger Praxis entdeckte ich, dass sich die Erfahrungen zunehmend ähnlicher wurden, je tiefer ich in buddhistische Lehren, Zen und das Stille Qigong eindrang. So begann ich allmählich, angeregt durch meine chinesischen Lehrer und ihre Lehren, die Zen-Tradition zurück zu ihren Wurzeln zu verfolgen. Theoretisch war mir zwar schon bekannt, dass der chinesische Chan-Buddhismus, der Vorläufer des späteren japanischen Zen-Buddhismus, vom Daoismus beeinflusst worden war. Mehr als überrascht war ich aber, als ich nach und nach entdeckte, in welch hohem Maße sich Zen-Buddhismus und Daoismus überschnitten, vor allem zu jener Zeit, als der Chan-Buddhismus in China entstand und der ursprüngliche Daoismus gerade in voller Blüte stand. Ich begann, daoistische Klassiker und Praktiken unter chinesischen Meistern zu studieren und zu erlernen, vor allem jene aus der daoistischen Quanzhen-Tradition[7]. Nie vergessen werde ich den so treffenden, einfachen und dennoch tief greifenden Satz meines daoistischen Lehrers, den er mir als Antwort auf meine Anmerkung, ich sei zen-buddhistischer Mönch auf der Suche nach den Wurzeln des Zen, lächelnd gab: »Weißt du, Boddhisu (chinesische Umschreibung meines japanischen Dharma-Namens Shoju), Chan und Daoismus sind zwei Eier des gleichen Vogels!«

Und so begann ich, mich mehr dem Vogel als seinen Eiern zuzuwenden.

Es dauerte nicht lange, bis ich in die Wudang-Berge Chinas umsiedelte, um dort meine Praxis im Stillen Qigong zu vertiefen und von daoistischen Meistern zu lernen. Mittlerweile unterrichtete ich neben Zen schon seit Jahren Qigong in Bewegung, Taijiquan und Kungfu, doch das Stille Qigong blieb lange mein gehütetes Kleinod.

Auch innerhalb der Qigong-Ausbildung, die ich an der Wushan International Association leitete, wurde das Stille Qigong nur gestreift, doch immer wieder gab es gerade hier viel Interesse und zahlreiche Rückfragen. So entstand der Impuls, eine spezielle Fortbildung in Stillem Qigong zu konzipieren, und ebenso, dieses Buch zu schreiben und jene Praxis einem breiten Kreis nahezubringen.

Was ist Stilles Qigong?

Die Frage beantworten zu wollen, was Stilles Qigong eigentlich genau ist, war einer der Beweggründe für die Entstehung dieses Buches. Immer wieder wurde ich auf Fort- und Ausbildungen danach gefragt, wie auch nach entsprechenden Literaturempfehlungen, denn die einschlägige Literatur bietet lediglich unzureichende oder nur teilweise erhellende Aufschlüsse. Dies ist nicht verwunderlich, da es *das* Stille Qigong nicht gibt, sondern sich vielmehr eine ganze Reihe von Praktiken darunter subsumieren lassen. Die Tatsache, dass man Menschen in der Praxis oder auf Abbildungen »nur sit-

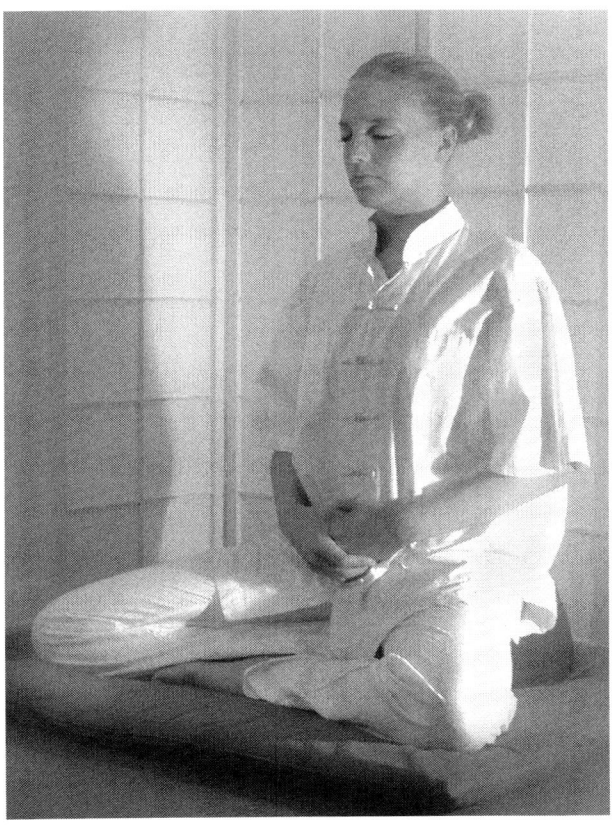

zen« sieht, äußerlich also keinerlei Unterschiede erkennbar sind, lädt jedoch dazu ein, jede dieser Formen Stilles Qigong zu nennen und sie alle als letztlich eines zu verstehen.

Das Stille Qigong ist kein eigenständiger Qigong-Stil, kein spezielles System innerhalb des Qigong, sondern vielmehr ein Oberbegriff für verschiedene Übungsformen meditativer Praxis, denen gemeinsam ist, dass bewusst innerlich energetisch praktiziert wird.

Qigong oder Meditation – oder beides?

Für die meisten stellt sich die recht einfache, aber prägnante Frage: Wo liegt denn eigentlich der Unterschied zwischen Stillem Qigong und Meditation?

Nehmen wir die etymologische Bedeutung des lateinischen Begriffs *medium*, »Mitte«, so gelangen wir von der »Mitte« zur Bedeutung »zu einer Mitte ausrichten«. Die Wurzel des Wortes Meditation also deutet schon auf die Mitte: etwas zur Mitte tragen, Innenschau, die Aufmerksamkeit aus dem Nach-außen-gerichtet-Sein zurückwenden nach innen, zu sich selbst. In diesem Kontext ist auch Stilles Qigong eine Meditationsform.

Die Übersetzung des lateinischen Nomens »meditatio« lautet »(das) Nachdenken über«, wonach Stilles Qigong eindeutig keine Meditation wäre. Betrachten wir allerdings die zahlreichen populären Meditationsvarianten, so entdecken wir eine Vielzahl, die mit Nachdenken oder Nachsinnieren wenig gemein haben.

Die Frage, wo denn der Unterschied zwischen Meditation und Qigong liegt, gründet vor allem in der populären Handhabung der Begriffe. Übliche Aussagen sind: »Ich mache jetzt seit einiger Zeit abends Yoga.« – »Günther macht schon länger Taiji.« – »Gabi macht neuerdings auch Meditation.« – »An der VHS gibt es jetzt auch Qigong.« Und so weiter.

Gerade in Bezug auf Trend-Freizeitangebote stößt man immer wieder auf die verbreitete Erwartung: Es muss etwas »Spezielles« sein, etwas Einzigartiges. Dementsprechend darf es einfach nicht sein, dass Qigong auch Meditation ist, wo doch schon die Frau Schulz von nebenan seit Jahren meditiert – da muss es doch wohl Unterschiede geben, oder?

Der Begriff Meditation lässt sich also weit fassen und kann auf alles bezogen werden, was mit Innehalten, zu sich kommen und Entspannung verbunden wird, somit auch auf alle Formen des Qigong, gleich ob still oder in Bewegung. Darum machen wir es uns leichter und vergleichen es einmal mit den Begriffen Getränk und Schnaps: Schnaps ist ein Getränk, aber nicht alle Getränke sind Schnaps. Auch Qigong ist meditative Praxis, aber nicht jede meditative Praxis ist unbedingt Qigong.

Meditierende mögen davon ausgehen, dass ihre Meditation primär den Fokus auf Denken, Fühlen, Wahrnehmen, Bewusstwerden legt und weniger auf »das Lenken von irgendwelchen Energien«. Qigong-Praktizierende vermögen sich eher vorzustellen, dass ihr Qigong zur Gesundung und Entspannung beiträgt. Wie aber energetische Arbeit letzten Endes in Erleuchtung resultieren soll, mag ihnen nicht so klar sein.

Der Haken dabei ist unser begriffliches Denken, die Brille, durch die wir die Praxis betrachten – denn jedes Tun ist ein energetischer Prozess, und nicht nur das: Auch jedes Unterdrücken von Handlung löst energetische Prozesse aus, ebenso wie ein Agieren des Bewusstseins. Wenn ich mein Bewusstsein auf ein Objekt (Thema, Gefühl, eine Wahrnehmung etc.) richte, so »lenke ich mein Qi darauf« bzw. stelle eine energetische Verbindung her; mehr noch: realisiere ich eine bereits bestehende Verbindung – und schon bin ich mitten im Qigong und zugleich auch in der Realisation dessen, das alles eins ist, miteinander verbunden ist. Damit wiederum bin ich auf dem Weg zu tiefer Erkenntnis, zur Erleuchtung.

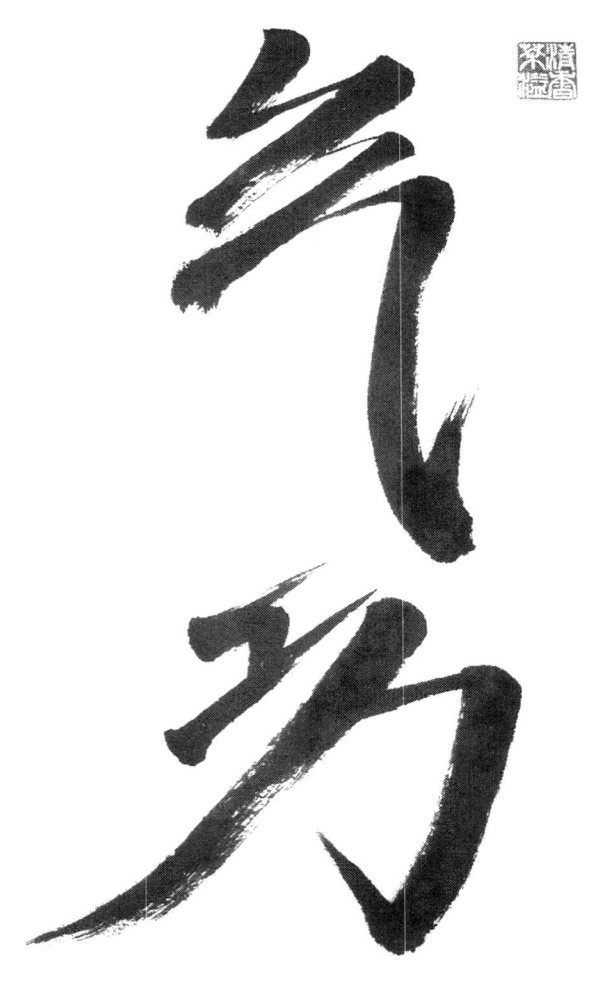

*Kalligraphie des Schriftzeichens »Qigong«
von Paul Shoju Schwerdt*

Definition des Begriffs Stilles Qigong

Ich möchte nun klarer umreißen, was unter Stillem Qigong zu verstehen ist. Qigong bedeutet, mit Vitalenergie (chin. *qi*) arbeiten oder üben (chin. *gong*). Jede willentlich gesteuerte energetische Übungspraxis ist letztendlich Qigong. Dies gilt auch für Veränderungen des Bewusstseins, die letztendlich ebenfalls energetische Prozesse sind, so sie willentlich hervorgerufen werden.

Fatalerweise behindert uns hier gerne unsere Schere im Kopf: Wir unterscheiden zwischen dem Ausüben irgendeiner Tätigkeit einerseits – sei es im Alltag, in einer Übungspraxis oder anderen Betätigung – und energetischer Praxis, Qigong, andererseits. Doch alles ist letztendlich energetische Praxis! Jegliche Lebensform ist in der Verwendung vitaler Energie begründet, und jeglicher Prozess, gleich ob bewusst oder unbewusst, bedarf ihrer. Das gedanklich-konzeptionelle Problem für uns im Westen ist, dass der Begriff Qi als Exotikum behandelt wird, in unserem Seinsverständnis nicht verwurzelt ist. Letzten Endes aber ist das gesamte Leben eine einzige Qigong-Übung, ist es das Bemühen, den Acker des Lebens zu bestellen, zu pflügen, zu säen und zu ernten.

Sprechen wir vom Stillen Qigong, so bedeutet dies zunächst einfach nur, dass der energetische Prozess ohne äußerliche körperliche Bewegung ausgeführt wird. So könnte man beispielsweise auch das Zhan-Zhuang-Qigong, die Pfahl-Übungen, zum Stillen Qigong zählen, da sie ohne körperliche Bewegung ausgeübt werden. Diese jedoch haben wiederum ihren eigenen Platz im »Qigong-Garten«.

Gemeinhin wird der Begriff des Stillen Qigong für jene Qigong-Praktiken verwendet, die im Sitzen ohne Bewegung ausgeführt werden, auch wenn die meisten Übungen sich nicht nur im Sitzen durchführen lassen, sondern durchaus auch im Stehen oder Liegen. In Fortbildungen zum Stillen Qigong lasse ich bewusst Teilnehmer alle drei Positionen – Sitzen, Stehen und Liegen – ausprobieren, um ihnen die Gelegenheit zu geben, selbst zu erfahren, welche Form die für sie passende ist. Hierbei entdecken sie schnell, dass die sitzende Position ihre Vorteile hat: Das Stehen erfordert mehr Aufmerksamkeit, da es schwieriger ist, das Gleichgewicht zu halten, und wir so beständig abgelenkt sind, denn wir haben nur zwei Ankerpunkte zum Boden. Zudem ermüden die Beine schnell, die eine solch statische einseitige Belastung nicht gewohnt sind. Das Liegen ist sicherlich die angenehmste Form, jedoch ist sie so angenehm, dass wir leicht ins Dösen und gar Schlummern verfallen, was sicherlich auch wohltuend sein kann, jedoch nicht Zweck der Übung ist.

Unterscheidungskriterien des Stillen Qigong

Wir können verschiedene Charakteristika aufführen, die uns eine Unterscheidung der verschiedenen Praktiken innerhalb des Stillen Qigong ermöglichen:

- die Schule (buddhistisch, daoistisch oder keiner bestimmten Richtung angehörend);
- die Stufe bzw. das Stadium auf dem Weg der Erleuchtung;
- das Übungsziel;
- der Aufwand und die zur Praxis notwendigen Erfordernisse.

Daniel Brown untersuchte seinerzeit traditionelle hinduistische und buddhistische Texte und entwarf eine Typologie meditativer Stadien, die zum großen Teil auch für verschiedene Formen des Stillen Qigong gelten. Im Folgenden führe ich Browns Stadien auf und kommentiere sie jeweils.

Browns Typologie der meditativen Stadien[8]

1. Vorbereitende ethische Praktiken
Diese finden sich zumeist nicht in den direkten Anleitungen, wohl aber haben viele Texte, die solche vorbereitenden ethischen Praktiken beschreiben, einen konfuzianischen Kontext bzw. eine entsprechende Basis, weshalb sie nicht speziell behandelt werden.

2. Vorbereitendes Körper-/Geisttraining
Das vorbereitende Körper- bzw. Geisttraining schließt zum Beispiel

das Sitzen in stabiler Haltung, Wahrnehmungsentwicklung, Entspannung, Fokussierung des Atems und der Gedanken ein und kommt somit auch im Stillen Qigong zur Anwendung.

3. Konzentration mit Hilfsmitteln
Dieses Stadium beinhaltet die Konzentration auf ein äußeres oder inneres Objekt, was zu einer Reduzierung jedweder geistiger Inhalte und zur möglichen Lösung mentaler Aktivität führt, hin zu einem einfachen, vereinten Bewusstsein (im Sinne eines Durchlässigwerdens der Ich-Struktur[9]). Sie wird oft mit Licht assoziiert. Auch diesem Stadium lassen sich viele Varianten des Stillen Qigong zuordnen.

4. Konzentration ohne Hilfsmittel
Fortgesetzter Fokus auf ein einfaches Bewusst-Sein, was zum Kollabieren des gewöhnlichen mentalen Beobachters führt (Auflösung der Ich-Struktur bzw. Übergang vom »kleinen Ich« zum »großen Ich«); das Gefühl des Selbst-Handelns schwindet; Ereignisse geschehen aus sich heraus. Dies ist das Stadium, in dem die traditionellen buddhistischen acht Versenkungszustände (Pali: *jhana*; Skt.: *dhyana*) und die »psychischen Kräfte« (im Zen *joriki* genannt) stattfinden.

Auch hier finden sich Formen des Stillen Qigong wieder, zum Beispiel das *zuowang*, Sitzen in Vergessenheit.

5. Erleuchtungspraxis
Dies ist das Umsetzen der in den vorangegangenen Stadien erlangten Einsicht darüber, wie die Welt gewöhnlicher Erfahrung und das Selbst beschaffen sind. Im Rahmen des Stillen Qigong ist dies die Stufe des Durchschreitens des »mystischen Passes« oder »mystischen Tores«.

6. Fortgeschrittene Erleuchtungspraxis
Dieses Stadium geht aus einer Weiterentwicklung des fünften Stadiums hervor und repräsentiert einen profunden Wechsel des Bewusstseins und eine Bewusstseinsöffnung bis zu einem Grad jenseits der Matrix von Zeit und Raum, jenseits der psychischen Struktur. Im

Kult vieren des Stillen Qigong ist dies das Wandeln jenseits des »mystischen Tores« bzw. der Eintritt in die Unsterblichkeit, wobei im Daoismus verschiedene Formen eines Unsterblichen unterschieden werden.

In diesem Zusammenhang ist interessant, wie das Verständnis geistiger Aktivität in verschiedenen Schulen des tibetischen Buddhismus (*Sakya, Kagyü* und *Gelug*) differenziert aufgeschlüsselt wird:

- die grobe Erfahrung von etwas, das ausschließlich auf sinnlicher Wahrnehmung basiert und allein der Welt der Erscheinungen entstammt;
- subtiles Erfahren von etwas, das ausschließlich geistig erfahren werden kann und sowohl dem Bereich der Leere als auch dem Bereich der Erscheinungen entstammen kann;
- subtilstes Erfahren von etwas, das allein auf klarsichtiger Wahrnehmung basiert und untrennbar sowohl der Leere als auch den Erscheinungen zugeordnet wird.

Wenngleich diese Abstufungen sich allgemein auf den Bereich der Erfahrung – im Alltag wie in meditativer Praxis – beziehen, so scheinen hier ebenso die Erfahrungen der drei *Sanbao* Jing, Qi und Shen (siehe dazu Kap. 2) durch.

Sun Simiao (601–693), ein daoistischer Adept, beschreibt in seinem Buch *Cunshen lianqi ming* (»Über die Visualisierung des Geistes und die Verfeinerung des Qi«) fünf Geistesstufen:

»Der Geist ist sehr geschäftig und wenig still. Das Denken ist konditioniert durch die Myriaden verschiedenster Projektionen, das eine annehmend und das andere ablehnend, ohne jegliche Konstante.

Der Geist ist ein wenig ruhig, aber immer noch sehr geschäftig. Man zügelt die Geschäftigkeit und tritt ein in die Konzentration, aber dennoch ist der Geist zerstreut. Das Kontrollieren und Unterdrücken, um Herumagieren und Verwirrung zu stoppen, ist anstrengend. Dies ist der Anfang des Prozesses hin zum Dao.

Der Geist ist halb still, halb geschäftig. Das Stadium der Geistes-

stille ist bereits jenes eines gesammelten Geistes, doch es währt nicht lange. Stille und Ablenkung existieren in gleichem Maße, doch wenn sich der Geist seiner eigenen Emsigkeit und Verwirrung bewusst wird, führt dies Stück für Stück zur Stille.
Der Geist erfährt mehr Stille, und nur gelegentlich tritt Geschäftigkeit auf. Allmählich wird man geübt darin, den Geist zu kontrollieren, und jede aufsteigende Emsigkeit wird sofort entlarvt. Der Geist ist völlig eingerichtet, und geht jene Eingerichtetheit verloren, so wird sie sogleich wiederhergestellt.
Der Geist hat sich vollkommen der Klarheit und Stille zugewandt. Weder verstrickt noch müßig, ist dort keinerlei Geschäftigkeit mehr. Aus einem sorgsam kontrollierten Geiste heraus entwickeln sich Festigkeit und Solidität.«[10]

In diesem Zusammenhang mag es interessant sein, darauf hinzuweisen, dass der Sammelbegriff »Qigong« als solcher noch relativ jung ist. Altertümliche Namen für jene Übungen waren *daojin* (Dehnen und Strecken), *tuna* (Atem- und Regulierungsübungen) oder auch *yangsheng* (Kultivieren des Körpers). Die neue »Qigong-Bewegung« in China, deren Ausläufer fast alle Qigong-Angebote hier im Westen sind, entstand sogar letztlich aus dem »Stillen Qigong«.

Jiang Weiqiao, auch Meister Yinshi (Yin Shih Tse) genannt, wurde als Jugendlicher schwer krank und las in einem alten Buch unter anderem vom mikrokosmischen Lauf der Planeten (Kleiner Himmlischer Kreislauf; siehe auch S. 108 ff.). Er begann danach zu üben. Nach anfänglichen Schwierigkeiten und langem Training beherrschte er diese Praxis und war vollkommen genesen. So schrieb er ein Buch darüber (*Yinshizhi Jingzuo fu*, »Stilles Sitzen mit Meister Yinshi«, erschienen 1914), ließ aber die komplizierten abstrakten Begriffe weg und brachte die Anweisungen in eine einfache, verständlichere Form und Sprache. Sein Heilerfolg und das Buch wurden sehr populär, und viele folgten seinem Beispiel. Bald publizierte man andere Qigong-Praktiken und -stile, und in den fünfziger Jahren entstanden die ersten Qigong-Kliniken.

Buddhismus, Daoismus und das Stille Qigong

Das Jinggong (Stilles Qigong) kennt eine weite Bandbreite an Variationen, die aus den beiden großen religiösen Traditionen Chinas, dem Buddhismus und dem Daoismus, genährt wurden. Aufgrund ihrer Wurzeln haben die Jinggong-Formen denn auch eines gemeinsam: Ihr primäres Ziel ist ein spirituelles, ist Erleuchtung. Die einzelnen Praktiken des Stillen Qigong stellen letztendlich Stufen, Etappen auf dem Übungsweg dar, angefangen beim Kultivieren des Körpers und Geistes bis hin zur Erleuchtung bzw. zu dem Ziel, ein »Unsterblicher« zu werden. Historisch gesehen entstand eine Vielzahl an Schulen, Systemen und Sekten, die alle verschiedenste Praktiken entwickelten. Vor allem die tantrischen Ausläufer des Buddhismus bildeten ein breites Spektrum, da der tantrische Weg den bewussten Einsatz energetischer Prozesse geradezu impliziert. Die japanische Shingon-Sekte des Buddhismus verwendet viele solcher Elemente und inspirierte wiederum den Zen-Buddhismus. Leider sind im Zen wie auch im Daoismus viele dieser Praktiken über die Jahrhunderte verloren gegangen. So hat Geheimhaltung sicherlich ihre Vorteile, aber auch ihre großen Schwächen.

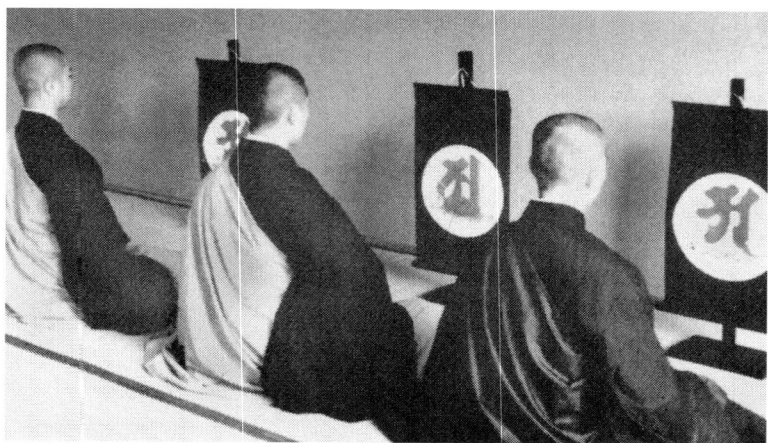

Shingon-Mönche bei einer energetischen Imaginationsübung

In den daoistischen Gruppierungen ging auch die energetische Praxis im Lauf der Jahrhunderte immer mehr zurück. Heute besteht die Praxis der meisten daoistischen Mönche überwiegend im Durchführen von Zeremonien und Rezitationen, ganz ähnlich also wie bei den buddhistischen Mönchen. Die eigentliche alchemistische Praxis ist zunehmend in den Hintergrund geraten. Diese Kunst und ihre Abwandlungen werden eher von daoistischen Einsiedlern weitergepflegt, die fernab der Zivilisation in den Bergen leben statt in einem Tempel.

Immer wieder gelangte aber das ein oder andere Element des Wissens um die Künste auch zu Personen außerhalb der Tempel, und hin und wieder wurden auch klassische alchemistische Texte veröffentlicht. Oft bin ich amüsiert über manche fachkundigen westlichen Autoren oder gar Laien, die sich als Experten des Daoismus verstehen und Interpretationen über den Daoismus liefern, die allein auf dem Lesen und der persönlichen Interpretation zum Beispiel des Daodejing und Zhuangzi basieren. Doch schon der alte Zen-Patriarch Hanshan (1546–1623), der »Narr vom Kalten Berg«, kommentierte Laozis Daodejing mit den Worten:

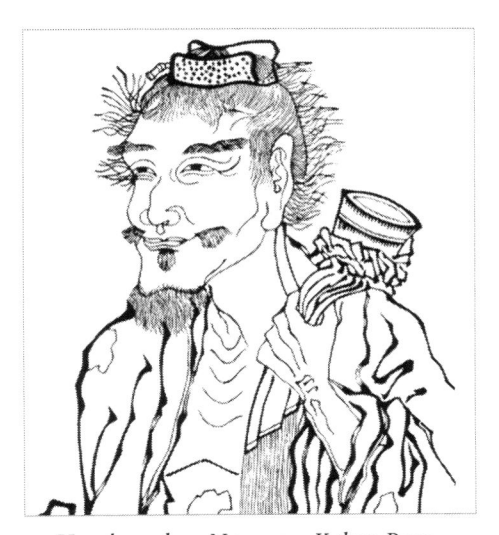

Hanshan, der »Narr vom Kalten Berg«

»Laozi lehrt das immaterielle, selbst-seiende Dao, das das Surangama-Sutra als das Unterscheidungslose außerhalb von Form und Leerheit, die Substanz des achten Bewusstseins (*alaya-vijñana*) beschreibt ... Wer die Werke des Laozi und Zhuangzi studiert, sollte zuerst das Surangama-Sutra verstehen, in dem der Erleuchtete alle weltlichen Anhaftungen auflöst, und sodann soll er sorgfältig rechtes Dhyana (Zen) üben, bevor er sich über Laozis großes Werk klar werden kann.«

Zudem ist der daoistische Kanon[11] derart umfassend, dass man hier im Westen schon froh ist, dass nun erstmals eine Titelsammlung der Werke in englischer Übersetzung vorliegt. Von auch nur annähernd ausreichendem Textmaterial in westlichen Sprachen kann keine Rede sein.

Um ein wenig Abhilfe zu schaffen, habe ich in diesem Buch einen Text aus dem daoistischen Kanon, das *Tianyinzi*, erstmals ins Deutsche übersetzt und kommentiert (siehe Anhang).

Allgemein lässt sich das Stille Qigong in die daoistische (*daojia*) und die buddhistische (*fojia*) Schule unterteilen. Beide Schulen teilen sich allerdings wiederum in viele verschiedene Sekten auf. Zudem gibt es neben zahlreichen Überschneidungen innerhalb der buddhistischen oder daoistischen Sekten auch starke wechselseitige Einflüsse zwischen der zen-buddhistischen und daoistischen Schule. Die daoistische Quanzhen-Sekte ist geradezu eine Synthese aus buddhistischem, daoistischem und konfuzianistischem Gedankengut und integrierte unter anderem sogar buddhistische Begriffe wie Buddha und Dharma in ihre Lehre. Die gesamte historische Entwicklung und die einzelnen Schulen und Sekten hier darzustellen wäre sicherlich interessant, würde allerdings bei weitem den Rahmen sprengen.

Wie bereits erwähnt, haben die energetischen Übungen beider großen Schulen Ziele, die verschieden klingen: im Buddhismus die Befreiung, Erleuchtung bzw. Realisierung der Buddha-Natur; im Daoismus, ein Unsterblicher zu werden.

Während der Buddhismus aus den energetischen Lehren selbst innerhalb der Schulen eine Arkandisziplin machte, die nur an auserwählte Nachfolger weitergegeben wurde, kultivierte die daoistische Schule eben diese Lehren über Jahrhunderte hinweg auf breiter Ebene und schuf ein System, das schließlich in einer großen Vielfalt an Praktiken und Wegen resultierte.

Ein weiteres wesentliches Unterscheidungsmerkmal zwischen buddhistischen und daoistischen Praktiken ist der Umgang mit dem eigenen Körper im Sinne von Gesunderhaltung und »langem Leben«, der im Buddhismus eher vernachlässigt wurde. Vermutlich stand dies im Gegensatz zum buddhistischen Verständnis eines selbstlosen Lebens, und man sah in der Förderung des eigenen Körpers und dem Kultivieren des Lebenskontextes die Gefahr, das Ego zu verstärken, statt es als Illusion zu erkennen. Im Daoismus hingegen ist es klar definiertes Ziel, möglichst lange und gesund zu leben und die Energien so sparsam wie möglich im Lebenskontext einzusetzen, jedoch nicht in dem Sinne, dass damit gegeizt werden soll, sondern dass ein sinnvoller Umgang mit den zur Verfügung stehenden Energien angestrebt werden sollte.

Ich erinnere mich noch gut an eine chinesische Touristenführerin, die ich vor vielen Jahren in einem buddhistischen Tempel traf und spaßeshalber fragte, was ihrer Meinung nach der Unterschied zwischen Buddhismus und Daoismus sei. Sie antwortete: »Buddhismus ist für die Armen, damit sie ihr Leid besser ertragen können, während der Daoismus für die Reichen ist, die möglichst viel haben und es möglichst lange behalten wollen!« Natürlich spiegelt diese Haltung eher das Unverständnis der eigentlichen Tradition und Lehren wider, doch sie zeigt eben den lebensbewahrenden neben dem lebensfördernden Aspekt.

In meinem Verständnis beider Lehren bedingt das eine das andere, und wie an anderer Stelle erwähnt, gibt es so viele verschiedene Schulen innerhalb des Buddhismus und des Daoismus, dass eine pauschale Differenzierung gar nicht möglich ist.

Gemeinsames Ziel buddhistischer wie daoistischer Praxis ist also die Erleuchtung. Der Weg zu diesem Ziel ist jedoch ein Stufenweg in Etappen. Dementsprechend gibt es für die speziellen Etappen eigene Übungsabschnitte, so dass das »Etappenziel« durchaus jeweils ein

Unterscheidungskriterium verschiedener Stile des Stillen Qigong darstellen kann. Ein Beispiel aus dem täglichen Leben: Um ein guter Schreiner zu werden, der funktionelle Schränke bauen kann, muss ich zunächst einmal die Werkstatt kennenlernen, die Werkzeuge und das Material; dann muss ich lernen, die Werkstatt in Ordnung zu halten, erste Schritte am Material vorzunehmen und kleinere Objekte zu bauen, um vielleicht irgendwann später einmal einen Schrank bauen zu können. So gibt es Qigong-Übungen – um beim Bild des Schreiners zu bleiben – zum Kennenlernen von Werkzeug und Material, viele Übungen dafür, die Werkstatt in Ordnung zu halten (das A und O einer gut funktionierenden Werkstatt) und zu lernen, wie man richtig sägt, wie man unterschiedliche Teile richtig zusammenfügt, seien es Kisten, Stühle oder Rahmen, und natürlich auch, wie man einen Schrank baut.

Vermessen wäre es jedoch, wollte man »mal so eben« mit Hammer, Nägeln und Brettern einen Schrank bauen. Das Ergebnis wären primär blaue Daumen und jede Menge Materialverschleiß. Auf das Stille Qigong bezogen bedeutet dies, dass der Versuch, sofort das »große alchemistische Werk« zu vollbringen, im besten Falle Zeitverschwendung wäre. Im Qigong gibt es keine Ikea-Schränke, die man preiswert erwerben und auf die Schnelle zusammenbauen kann.

Weitere Unterscheidungskriterien sind der für die Praxis erforderliche Aufwand und die notwendigen Bedingungen: Manche Praktiken erfordern strenge Enthaltung auf den verschiedensten Ebenen (zum Beispiel in punkto Sexualität, Ernährung, tägliche Gewohnheiten etc.), manche müssen kontinuierlich – über mehrere Stunden, Tage, Wochen und Monate – praktiziert werden, andere bei Gelegenheit oder zu bestimmten Monats- oder Tageszeiten.

Von jeher war in allen Ausdrucksformen des Stillen Qigong das Ziel letztendlich die Erleuchtung. Im Verhältnis zur Zahl der Praktizierenden drang nur ein geringerer Teil bis zu den letzten Stufen des Weges vor, doch man entdeckte, dass auch die Zwischenergebnisse auf dem Weg der Praxis für Menschen von großem Nutzen sind. So stellte man fest, dass schon die kleineren »Etappenziele« wunderbare Früchte bringen, die allen Menschen zugute kommen.

Eine typische Geschichte für die Entstehung eines Stiles des Stillen Qigong ist die folgende: Der junge Wang leidet schon seit Jahren an Asthma. In ihrer Not bringen die Eltern ihn zum Tempel, denn die Mönche im Kloster verstehen sich auch auf Heilkünste. So bringt ein Mönch dem jungen Wang eine Übungsfolge bei, die sein Leiden lindern oder gar aufheben soll. Der Junge übt diese Folge auch, wird geheilt und pflegt fortan diese Tradition. Später gibt er diese an seine Kinder weiter, und da der Mönch aus dem Huangshan-Gebirge stammte, nennt man die Übungsfolge das Stille Qigong vom Huangshan. Über Jahrhunderte wird diese Übung dann weitergegeben, das eine oder andere Nützliche hinzugefügt, und eine Tradition entsteht.

So wurden aus manchen Zweigen und Ästen des einen großen Baumes Ableger, die, in separate Töpfe gepflanzt, ein eigenes Dasein entwickelten, und die Früchte, die an diesen Bäumchen wachsen, sind Entspannung, Gesundheit, Wohlbefinden, Heilung, Weisheit und Erkenntnistiefe. Der Baum selbst aber gerät zunehmend in Vergessenheit, und mit ihm seine Tradition.

Aufgrund eben dieses Stufenweges entwickelte sich jenseits der Klöster eine eigene Tradition des Stillen Qigong: Ohne die Erleuchtung oder den Zustand eines Unsterblichen anzustreben, kann man dennoch einfachere Etappenziele des ursprünglichen Weges als sehr wohltuend und nützlich erkennen und erfahren. Tatsächlich bewirken viele Praktiken des Weges eine Stabilisierung der Gesundheit; sie führen zu tieferer innerer Ausgeglichenheit, vermögen Krankheiten zu heilen und fördern eine bewusstere, gesündere und weisere Lebensweise. So entstanden die verschiedenen Formen und Stile des Stillen Qigong – ursprünglich als Stufen eines Erleuchtungsweges.

Gedanken zur Stille

Wir haben eine recht zwiespältige Haltung gegenüber der Stille. Einerseits vermissen wir sie, sehnen uns nach ihr, andererseits meiden wir sie. Woher rührt diese Ambivalenz? Manches Sehnen nach Stille rührt vom Überfluss an Bewegung, Geräuschen, Informationen, Trends, Bildern, Erwartungen, Verantwortung und Suggestionen um uns herum her. Sie wahrzunehmen ist anstrengend, sie auszublenden ebenso. Diese beständige Anstrengung erschöpft uns, und wir suchen Erholung.

In diesem Strudel an Eindrücken verspricht der Gedanke an Stille Frieden, Entspannung und Heilung. Gelangen wir jedoch zur Stille, mag es sein, dass wir *in uns selbst* fast den gleichen Strudel wiederfinden, vor dem wir doch auf der Flucht waren. Es ist so, als seien wir durstig bis zum Umfallen und suchten die Oase in der Wüste. An der Oase angekommen, finden wir das Wasser jedoch aufgewühlt von Krokodilen und Seeschlangen, und so laufen wir wieder panisch in die Wüste.

Was ist der Schlüssel zu diesem Rätsel? – Er liegt darin, zu entdecken, dass wir selbst die Wüste, die Oase, die Palmen, das Wasser und auch die Krokodile und Schlangen sind! Doch der Weg zu dieser Erkenntnis ist nicht in ein paar Minuten zurückgelegt, denn es reicht nicht, diese Aussage begrifflich zu verstehen. »Das Bild eines Reiskuchens macht nicht satt!«, besagt ein altes chinesisches Sprichwort, das ich in diesem und anderen Zusammenhängen gerne gebrauche. Damit wir selbst zu dieser Erkenntnis gelangen können, müssen wir uns aufmachen und mit der Praxis beginnen, denn nur, wenn wir etwas wirklich erfahren, kann es zu tiefer Erkenntnis werden und so unser Handeln und Nichthandeln und damit unser Sein verändern.

Wenn wir tief in uns hineinlauschen, können wir vielleicht auch eine leise Furcht hören, die uns zu sagen scheint, der Weg zur Stille führe doch in die Langeweile, ja in die Einsamkeit, hinaus aus dem Leben, in die Leere. Doch dieser Schein trügt, denn der Weg in die Stille führt, im Gegenteil, mitten hinein ins Leben – auch wenn Ihnen dies jetzt noch wenig vorstellbar erscheint. An dieser Stelle vermag ich Ihnen nur die Landkarte des Weges zu zeigen: Sie führt über ihr Herz, die Stimme Ihres Herzens und das Lauschen auf diese Stimme zur Auflösung der Illusion des Getrenntseins. Der Hauptgrund für unsere Ängste vor der Stille liegt nämlich in der Illusion des Getrenntseins, in der Illusion des Ichs, das heißt des Bildes, das wir von uns selbst und dem Sein haben. Alle Formen des hier dargestellten Stillen Qigong können uns helfen, aus dieser Matrix auszusteigen und in das tatsächliche Leben einzutauchen, das die Buddhisten Befreiung, die Daoisten Unsterblichkeit und die Christen Erlösung nennen. Verschiedene Namen, doch das Ziel ist letztendlich so verschieden nicht.

»Stille bedeutet, Leben wieder zu entdecken, Leben wieder zu beleben, und die innere Natur zu vollenden wird ›das Tor zu allen Wundern‹ genannt.«

(Tianyinzi, 6. Vers)[12]

Die Begriffe Stille und Stillsein sind uns wohlvertraut, doch haben sie recht ambivalente Konnotationen. Als Kinder wurden wir oft angemahnt, still zu sein, zu Hause und in der Schule. Still sein bedeutete, den Mund zu halten (wenn man etwas sagen wollte) oder sich nicht zu bewegen (wenn man herumtollen wollte). In unserer betriebsamen und oftmals lauten Welt gibt es aber ebenso die Stille, die für uns eine andere, positive Wertung enthält; jene Phasen, die Ruhe, Erholung bedeuten, wenn wir nicht den Ansprüchen anderer – Arbeitgeber, Familie etc. – gerecht werden müssen oder wenn auch nur der Geräuschpegel auf ein Minimum reduziert ist.

Selten erfährt Stille eine eindeutige Wertung, denn manchmal sehnen wir uns nach ihr, manchmal erscheint sie erdrückend oder beängstigend. Auch meine Erfahrungen mit Stille sind recht ambivalent: Ich erinnere mich, als ich früher einmal – als jugendlicher Großstädter – einen Freund auf dem Lande besuchte und bei ihm übernachtete. Ich lag im Bett und wunderte mich, denn irgendetwas »stimmte nicht«, fehlte, so dass ich zunächst kaum einschlafen konnte. Ich nannte es damals »die Stille«, die derart »laut« für mich war, dass ich nicht einschlafen konnte. Später, während meiner ersten Zen-Jahre, ärgerte ich mich eines Tages darüber, dass ich in meinem Zimmer nicht recht meditieren konnte, da beständig Geräusche um mich herum meine Meditation unterbrachen. Also beschloss ich kurzerhand, meine Meditationen in den nahe gelegenen Wald zu verlegen, wo es lauschige Plätze gab, die zur Meditation einluden – dachte ich. Ich erinnere mich noch sehr gut an diesen Tag, an dem ich als Sechzehnjähriger mit meinem Kissen unter dem Arm durch den Wald streifte und ein stilles Plätzchen suchte. Zum ersten Mal entdeckte ich, dass der Wald voller Geräusche und mein Zimmer dagegen eine lautlose Zuflucht war: Überall knackte, krächzte, zwitscherte und knisterte es, und die gesamte Fauna des Waldes schien gerade jetzt zum Sommerschlussverkauf aufzubrechen!

Vieles hatte mit meinen Vorstellungen, Erwartungen und Bedürfnissen zu tun. Ähnliche Erfahrungen machte ich später als Zen-Novize in Tempeln: Der Regel gemäß saß ich – der ich meinem eigenen Bild von einem rechten Zen-Mönch entsprechen wollte – straff und aufrecht im morgendlichen Zazen und ärgerte mich innerlich schwarz über jene Mönche, die erst zehn oder gar fünfzehn Minuten nach dem Gongschlag zum Zazen langsam in die Meditationshalle schlurften. Und wenn dann noch das »Orchester der Nicht-Stille« zum zweiten Akt anhub, in dem die Instrumente Husten, Naseputzen und Räuspern verschiedenste Soli spielten, dann verwandelte ich mich gerne in den schärfsten Kritiker und kommentierte innerlich alles.

Ich bin sicher, dass viele meiner Leser meine frühere jugendliche Einstellung aus eigener Erfahrung kennen, und hoffe, dass sie mit mir heute über diese Haltung mitfühlend lächeln können. Denn sie weist sehr deutlich auf jene innere Haltung hin, die von Konzepten ausgeht. Erwartungen, Konzepte, Urteile – all das ist letztendlich ein Umherirren in der Matrix, die Leiden schafft und aus der wir uns eigentlich lösen wollten. Und doch halten wir unmerklich derart daran fest, denn die Matrix besteht eben aus unseren Erwartungen, Vorstellungen und Konzepten.

Also zurück zur Stille. Was ist sie, wo ist sie?
Was ist eigentlich Stille? Gemeinhin wird darunter die Abwesenheit von Geräuschen und Bewegung verstanden. Es ist jedoch anders. Sind Geräusche da, gibt es Bewegung, ist es nicht still. Sind keine Geräusche da, gibt es keine Bewegung. Ist es dann still?
Stille ist überall!
Sie ist der Urgrund, aus dem jedes Geräusch, jeder Klang entspringt.

Sie ist das weiße Papier, von dem Sie jetzt gerade lesen, das es Ihnen überhaupt erst möglich macht, die Buchstaben zu sehen – nur haben Sie das Papier bis jetzt gar nicht wahrgenommen.

Sie ist das Meer, auf dem die Laute, die wir hören, die Bewegungen, die wir sehen, wie Schiffe herumsegeln. Doch wir haben verlernt, dem Meer zu lauschen, und schauen allein den Booten nach.

Besonders in der klassischen chinesischen Malerei ist die Leere, der freie Raum, den der Maler ließ, bedeutsam.

Hier wird auch wieder das oft fälschlicherweise nihilistisch interpretierte Verständnis der »Leere« deutlich. Im asiatischen Verständnis meint diese Leere den absolut freien Raum, in dem alles möglich ist, alles sein kann, während sie gemäß dem hiesigen Verständnis eher das »Fehlen von ...« ist.

Wenn Sie in diesem Augenblick lauschen, werden Sie sicherlich das eine oder andere Geräusch hören, vielleicht sogar Musik im Hintergrund oder den laufenden Fernseher, und doch – dort, selbst in diesem Moment, ist auch Stille! Vor und nach jedem Ton, jedem Geräusch. Und auch dahinter, wie die Leinwand eines Bildes. Entdecken Sie, wie beständig sie ist, die Stille, wie sanft, da sie nicht gegen irgendein Geräusch ankämpft, und wie grenzenlos stark, da kein Laut sie überdauert. Ist das nicht wunderbar?

Und nicht zuletzt: Wie nennen wir es, wenn Babys an der Brust genährt werden? Stillen! Auf einer oberflächlichen Ebene spricht man vielleicht von »stillen«, weil es bewirkt, dass das Baby nicht mehr quengelt, aber letztendlich ist es Nähren, und Stille ist Nahrung auf tiefster Ebene.

Stille ist das Licht des Herzens

Antoine de Saint Exupéry schrieb in seinem Buch *Der Kleine Prinz* in einem Dialog zwischen dem Fuchs und dem Prinzen: »Man sieht nur mit dem Herzen gut!«

Ja, es ist wesentlich, mit dem Herzen zu sehen, und tatsächlich erfahren wir die essenziellen Dinge des Lebens, des Seins mit dem Herzen, nicht mit den Sinnen. Doch um mit dem Herzen sehen zu

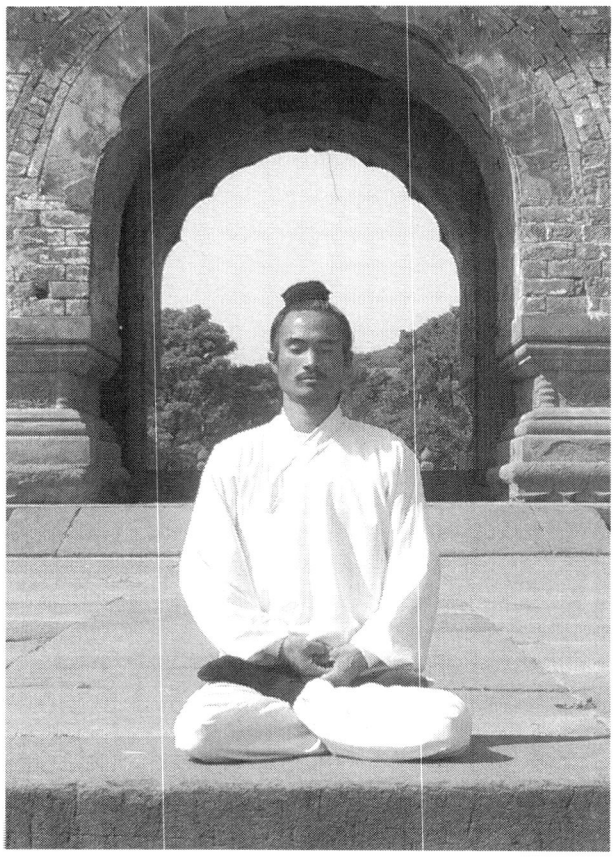

Der daoistische Meister Yuan Xiu Gang aus dem Wudang-Gebirge

können, braucht es Licht, und Stille ist das Licht des Herzens. In einer lauten und umtriebigen Atmosphäre, innerlich wie auch äußerlich, ist es schwierig, mit dem Herzen zu sehen, und wir »surfen« eher aus der Sicht des Verstandes, des kognitiven Denkens über die Oberfläche des Seins. Der Verstand jedoch ist blind für die wesentlichen Dinge. Er ist allein emsig innerhalb der Matrix, der Welt der Konzepte, Vorstellungen und Theorien.

Ist die Stimme des Verstandes die lauteste im Chor der inneren Stimmen, so vermögen wir nicht der Stimme des Herzens zu lauschen, die in der Regel leise ist. Doch auch die Stimme des Herzens ist nicht immer eindeutig. Besonders wenn die Sicht des Herzens getrübt ist, wenn es nicht im Lichte der Stille sehen kann, vermittelt die trübe Sicht ein trübes Bild. Ist das Herz nicht gut genährt, ist es belastet oder hungert es gar selbst, dann ist es mehr mit Klagen und Gezeter beschäftigt als mit dem Sehen. Dann sieht es ausschließlich das, was es glaubt, entbehren zu müssen, und empört sich auf verschiedene Weise, laut oder bockig, depressiv oder hysterisch. Deshalb ist es wichtig, das Herz gut zu nähren und zu befrieden.[13]

Tatsächlich gibt es im chinesischen Verständnis eine tiefe Verbindung zwischen Herz (chin.: *xin*) und Geist (chin.: *shen*), denn der Geist hat seinen Sitz im Herzen. Ist die Heimstatt des Geistes in Ordnung, funktioniert auch der Geist adäquat und in Balance; ist das Herz aber in Aufruhr, dann agiert auch der Geist unklar und »fischt im Trüben«. Und wie schaut dieses Trübe aus?

Wellenreitenden Surfern gleich gleiten wir über die Wellen des Meeres, Leben genannt. Die Umgebung rauscht vorüber, doch wir halten nicht inne, als fürchteten wir zu ertrinken. Gleichzeitig hungern wir nach dem Leben. Die oberflächlichen Wellen für das Leben selbst haltend, jagen wir von Welle zu Welle, berauscht vom Lichterspiel, der Geschwindigkeit und den Bildern, die an uns vorüberziehen. Was geschähe wirklich, wenn wir innehalten würden? Haben wir Angst zu ertrinken? Aber ertrinken worin? Unsere Welt der Konzepte mag sich hier auflösen und der vermeintliche Halt verloren gehen, doch der ist sowieso nur Illusion! Wir würden eins mit dem Meer, eins mit dem Sein – kein Ertrinken, sondern vielmehr das Entdecken des Lebens.

In meiner Arbeit als Psychotherapeut erfahre ich allerdings, dass Menschen zwar mit dem Begriff Herz etwas anfangen können, jedoch häufig den darüber hinausgehenden Bezug verloren haben. Der Stimme des Herzens zu folgen oder zu lauschen mag eine vertraute Redewendung sein. Wenn ich jedoch mein Gegenüber frage: »Was braucht dein Herz jetzt?«, oder die Person auffordere: »Spür hin zu deinem Herzen, was spürst du?«, dann wird oft deutlich, dass der Weg zum Herzen über die Jahre von dichtem Laub bedeckt worden ist, ja, in diesem Augenblick unauffindbar erscheint.

Doch das Herz ist da, in jedem Augenblick, und wir können in jedem Augenblick damit beginnen, den Weg wieder freizuräumen, die Spur wieder aufzunehmen.

An dieser Stelle werde ich dann gefragt: »Okay, das leuchtet mir ein. Dann sag' mir, was ich tun muss!« Gerade hier offenbart sich dann das tief sitzende Missverständnis, denn es geht nicht um das Tun, sondern eher um das »Seinlassen«.

Ein weiterer Aspekt ist, dass wir die Stimme des Herzens mit der Stimme unseres oberflächlichen Begehrens verwechseln, denn diese ist meistens lauter und aufdringlicher als unser Herz. Dabei vermag das Herz zu sehen – weiter, tiefer und klarer, als dies unserem Verstand möglich wäre. Doch so, wie unsere Augen Licht brauchen, so bedarf das Herz der Stille, um zu sehen. Doch welcher Art ist diese Stille? Wir entdecken es am ehesten, wenn wir dorthin lauschen, wo der »Lärm« herrührt: Es sind zum einen unsere Begierden, unsere – wie man im Buddhismus sagt – hungrigen Geister. Zum anderen sind es jedoch nicht zuletzt unsere Konzepte und Gedanken, wie die Dinge, das Leben, wir selbst sein sollten – oft im Gegensatz dazu, wie die Dinge, das Leben und wir selbst *sind*.

Vom Umgang mit Emotionen

»Wenn deine Augen Farben sehen, deine Ohren Klänge hören, dein Mund sich an den Geschmacksrichtungen erfreut und deine Natur den Gefühlen folgt, wirst du dein Qi zerstreuen. Du bist wie ein luftgefüllter Ball. Ist der Ball mit Luft gefüllt, ist er fest. Entweicht die Luft, ist er nicht mehr fest. Wenn die Leute ihr Qi zu ihrem Meister machen (statt Meister ihres Qi zu sein), werden sie den Objekten folgen, Gedanken wirbeln lassen, und ihr ursprüngliches Qi wird entweichen wie die Luft aus einem gefüllten Ball.«

(Qiu Chuji, Schüler von Wang Chongyang)[14]

Wenn wir vom Herzen sprechen, sind wir natürlich ebenso bei der Thematik der Emotionen, wobei im fernöstlichen Verständnis nicht alle Emotionen einfach dem Herzen zugeordnet sind. Vielmehr entsprechen die verschiedenen Emotionen den verschiedenen Funktionskreisen:[15] Das Herz als einer der Funktionskreise ist der »Kaiser«, der oberste Regent im Körper, und dieser bestimmt, was im Staate vorrangig ist. Das Herz ist die »große Trommel«, die den Rhythmus vorgibt, den Dingen und Lebensinhalten ihren »Groove«, es ist der Ofen, dessen Wärme das darüber hängende Mobile unserer Träume und Sehnsüchte in Bewegung hält.

Die meisten Menschen verhalten sich, bezogen auf den Umgang mit Emotionen, wie bei einem Hausbrand: »Hilfe, Alarm, es brennt! Und jetzt?« In dieser Situation ist es schwierig, die aufgestaute und nun sich entladende Energie, durch die große Trommel angetrieben, »friedlich« zu kanalisieren.

Im Kultivieren des Seins geht es weniger darum, wie man an der richtigen Stelle die idealen Sprinkleranlagen installiert, sondern wie man verhindern kann, dass es weiterhin zu Bränden kommt. Genauso ist es Aufgabe eines Arztes in der traditionellen chinesischen Medizin, dafür Sorge zu tragen, dass der Patient erst gar nicht erkrankt, während die westliche Medizin ihre Verantwortung meist eher in der Behandlung der Erkrankung sieht. Dies ist dann jedoch weniger eine

Form des Kultivierens als vielmehr die Bewältigungsstrategie einer fehlenden Kultivierung.

Um weiterhin beim Beispiel des Hausbrandes zu bleiben: Unbewusst horten wir Feuerwerkskörper, leicht entzündliche Materialien und Flüssigkeiten und lieben es, bei mancher Gelegenheit mit brennenden Keulen durch das Haus zu jonglieren. Dennoch sind wir oft vollkommen überrascht, wenn plötzlich das Haus in Flammen steht. Es mag unglaublich klingen, doch es ist so.

Wenn ich mein Gegenüber beispielsweise zum Idealpartner erhebe, die Erfüllung all meiner Bedürfnisse auf ihn/sie projiziere und von ihm/ihr abhängig mache (jede Menge Feuerwerkskörper), ich aber irgendwann entdecke, dass mein Gegenüber dazu nicht bereit ist (Hilfe, es brennt!), dann steht das Herz in Flammen und alles ruft nach dem Feuerlöscher. In unserer Knopfdruck- und Fernsteuerungswelt suchen wir dann gerne nach dem passenden Mittel, dem entsprechenden Schalter, den wir umlegen können. Oder vielleicht gibt es ja auch ein Qigong zum Feuerlöschen? Wenngleich es auch Übungen hierzu gibt, so kann der Weg doch nur darin liegen, unser Herz zu befrieden. Doch wie geht das?

Schauen wir einmal darauf, wie das Herz meist »versorgt« wird, womit es genährt wird. Wenn zum Beispiel ich als leidenschaftlicher Musiker den dicken Katalog des Musicstore in Köln durchblättere, dann entdecke ich etliche Instrumente und Geräte, mit denen ich die wunderbarsten Sachen machen könnte. Ich stelle mir vor, wie es wäre, wenn ich ein ganzes Tonstudio hätte, sinniere darüber, welche Stücke ich wohl mit welchem Equipment gestalten könnte – und ich lege zugleich kräftig Holz auf für ein Feuer.

Gabi wiederum sieht sich gern Liebesfilme an, natürlich im Idealfall die mit Happy End. In ihrer Beziehung ist sie eigentlich seit langem unglücklich. Diese Filme, sagt sie, trösten sie, sind »etwas fürs Herz«, und sie verpasst auch keine Folge der TV-Reihe »Verliebt in Berlin«. Sie sammelt Briketts für das Herzfeuer.

Schauen wir uns die nicht zuletzt für das Herz bedeutungsvollen Dinge des Lebens doch einmal an: Liebe, Erfolg, Gesundheit, Familie, Freundschaft, Sicherheit, begehrenswert sein, Schönheit, Leistungsfähigkeit, Wohlstand ... Die Aufzählung kann beliebig fortgesetzt werden, aber eines ist mir dabei vor allem wichtig: Entdecken Sie, dass es lediglich Konzepte sind, gedankliche Bilder und Vorstellungen in unseren Köpfen! Leid entsteht jedes Mal, wenn unsere augenblickliche Erfahrung des Hier und Jetzt nicht mit unseren Vorstellungen, wie es laut gedanklichem Drehbuch »sein sollte«, übereinstimmt.

Deshalb ist es immens wichtig zu schauen, wie und womit wir unser Herz nähren, und zu sehen und vor allem zu fühlen, was unser Herz eigentlich braucht. Und dies ist zumeist etwas anderes als die Befriedigung eines Konzepts bzw. dessen, was wir denken oder zu brauchen glauben.

Der erste Schritt mag darin liegen, dem Herzen erst einmal wieder wirklich zu lauschen. Und hierzu bedarf es der Stille. Die aber ist zumeist nicht vorhanden, da das Herz unablässig quengelt, jammert und herumzetert. Diese Stimme und die des Verstandes sind die lautesten im Chor der inneren Stimmen, und sie liefern sich allzu gern Gefechte. Deswegen beruhigen wir den Verstand, indem wir in das Nichtwissen eintreten, und das Herz, indem wir erlauschen, was es wirklich braucht, ihm dies zukommen lassen und Raketen und »leicht entzündliches Material« bewusst fernhalten.

»Und was passiert dann?«, fragen mich meine Schüler an dieser Stelle gerne. Wang Chongyang, Begründer der daoistischen Quanzhen-Linie, sagt dazu: »Wenn aus der Stille heraus Stille aufsteigt, dann erreichst du das Wundersame. Wenn Ruhe in der Ruhe Heimstatt findet, dann wirst du eins mit dem Geheimnisvollen!«

Daoistisch formuliert würde man sagen, man sei zum Ursprung zurückgekehrt und im Einklang mit dem Dao; buddhistisch formuliert ist es die Realisation der eigenen Buddha-Natur. Verschiedene Worte – Hüllen – für ein und denselben Inhalt.

»Klingt gut«, sagen meine Schüler an solchen Stellen, »aber das ist mir zu abstrakt. Erzähl doch lieber, wie die von dir aufgezählten Beispiele wie das Blättern im Musicstore-Katalog oder das Ansehen von Liebesfilmen im Einklang mit dem Dao weitergehen!« Und meine Schüler haben oft Recht.

Der platte, kognitive und populärste Ansatz, die genannten Konflikte zu bewältigen, wäre Askese, das heißt, ab sofort werden keine

Musicstore-Kataloge mehr durchgeblättert, und Fernsehen ist sowieso nur Illusionstheater. Der Fernseher wird verkauft und von dem Geld eine Getreidemühle gekauft zum Mehlmachen.

Nichts gegen Getreidemühlen, aber ein solcher Ansatz ist an sich Unsinn. Vermeidung ist ebenso ein Extrem und langfristig keine Lösung. Wenn das Herzfeuer brennt, ist es meist so, dass wir nur sehen, was wir nicht haben, aber nicht in der Lage sind zu sehen, was wir haben. Ist das Herz befriedet und gut genährt, sehen wir alles. Auf mein Beispiel bezogen bedeutet dies: Noch blättere ich im Musicstore-Katalog, aber der Impuls, jetzt einfach Musik zu machen, lässt mich zur Gitarre greifen, die dort in der Ecke steht, und mein Herz strahlt. Oder: Während noch der Nachspann der letzten Folge von »Verliebt in Berlin« läuft, greift Gabi spontan zum Telefonhörer und ruft ihre beste Freundin an. »Ich habe es satt, hier 'rumzusitzen. Ich geh' heute Abend aus! Kommst du mit?«

Der Vogel sagt nicht zu sich selbst: »Ich werde nun meine Flügel ausfahren und sie derart bewegen, dass der Auftrieb der Luft mich trägt!« – Er fliegt einfach. Der Regentropfen fällt nicht und denkt: »Achtung, hier kommt Mr. H2O, der dich jetzt benetzen wird!« – Er ist einfach nass. Das ist *wuwei*, Handeln, ohne zu handeln.

2 Theorie des Stillen Qigong

Um Qigong, gleich ob stilles oder bewegtes, praktizieren zu können, muss man nicht chinesisch sprechen oder lesen können oder gar Chinese sein. Qigong bedient sich vollkommen natürlicher Prinzipien, Dinge und Aspekte. Um aber Übungen richtig zu praktizieren, ist es sehr wichtig, dass Sie verstehen, was Sie tun, und hier komme ich noch einmal auf mein Bild der Schreinerwerkstatt zurück: Es ist wichtig, dass Sie verstehen, wie Sie welches Material womit bearbeiten. Hierfür ist notwendig, dass Sie ein paar Grundbegriffe des chinesischen Seinsverständnisses erfassen, da diese beständig in der Literatur verwendet werden und es oft keine adäquaten deutschen Worte dafür gibt. Diese chinesischen Begriffe umschreiben Kontexte, Funktionen und Inhalte eher, als dass sie Dinge oder gar Organe bezeichnen. Zudem hilft auch die wörtliche Übersetzung aus dem Chinesischen nicht weiter, da die Termini kontextabhängig sind und entsprechend interpretiert werden. Wenn Sie einem durchschnittlich gebildeten Chinesen einen klassischen Text beispielsweise über Taijiquan oder Qigong vorlegen, wird er in der Regel höflich abwinken, da er selbst den Kontext und diese alten Begriffe nicht versteht.

Ich möchte Sie hier mit ein paar dieser Begriffe und Zusammenhänge vertraut machen, und bald werden auch Sie sich hierin zu Hause fühlen, denn wie gesagt: Sie sind nichts Un- oder Übernatürliches, auch wenn dies vielleicht in mancher Publikation zum Thema so dargestellt wird.

Sanbao, die drei Kostbarkeiten

Die Grundbausteine des Kosmos wie auch des klassischen chinesischen Menschenbildes sind *qi, jing* und *shen*. Man nennt diese drei *sanbao*, die »drei Kostbarkeiten«.

Qi, die Lebenskraft

Die meisten von Ihnen werden den Begriff hier und da gehört oder gelesen haben. Qi, japanisch *ki*, wird allgemein mit Lebenskraft übersetzt. Manchem kommen zudem vielleicht noch Bilder von Meridianen, Leitbahnen und Akupunktur, das Zerschlagen von Brettern oder Ziegelsteinen durch Qi oder durch bloße Berührung kampfunfähig gemachte Gegner in den Sinn.

Oft sind selbst Kenner der Materie in ihren mehr oder weniger festgefügten Vorstellungen fixiert auf diese wenigen Aspekte. Es gibt aber nicht allein ein einziges, sondern unendliche viele Arten von Qi. Das fernöstliche Weltbild ist im Grunde ein recht einfaches: Die Welt und das Sein sind recht komplex und vielfältig, und wir wissen nicht alles, geschweige denn, dass wir alles erklären könnten. Aber wir können sehen, dass Dinge sich verändern, dass etwas stattfindet. Und das, was diese Veränderung hervorruft, was etwas stattfinden lässt, das nennt man im fernöstlichen Weltbild Qi. Jene Energie, die unsere aufgenommene Nahrung im Körper transformiert, ist unser Milz- und Magen-Qi; unser Immunsystem ist das *wai-qi* oder Abwehr-Qi[16], aber es gibt ebenso das Qi in meiner vor mir stehenden Teetasse, das sich entfaltet, wenn ich ihn trinke; das Qi des fortgeschrittenen Abends, an dem ich diese Zeilen hier schreibe, das Qi der Jahreszeit, kurzum: Alles, was etwas bewirkt, ist letztendlich Qi. Das indische Sanskrit-Wort *prajña* trifft den Kern des Begriffes Qi sehr schön: die innewohnende Weisheit der Dinge. Was ist die Weisheit des Wassers? Nass! Oder nennen wir es einfach »platsch!« Verstehen Sie, was ich meine? Ich meine die innewohnende Weisheit der Dinge jenseits von Wertungen. Und alle Dinge können andere Dinge beeinflussen. Das nicht angeschlossene Bügeleisen beispielsweise würde man nicht unbedingt mit Lebenskraft assoziieren, aber es hat dennoch Qi, welches ich spätestens dann wahrnehme, wenn es mir auf den Fuß fällt. Dann sammelt sich augenblicklich jede Menge Qi in meinem Fuß, was wiederum die Weisheit bzw. das Qi meines Blutes anregt, weshalb der Fuß ziemlich anschwillt und die Farbe wechselt, jedoch erst, nachdem ein Stoß von explosivem Herz-Qi in Sekundenschnelle bis zu den Stimmbändern emporgeschossen ist, unterstützt durch einen Schub Lungen-Qi, um dem Übermaß an Schmerz und Empörung Ausdruck zu verleihen: »Aua!« Dieses Ausschrei-Qi bewirkt wiederum das Herbeieilen erschrockener Mitbewohner, deren Mitfühl-Qi sie augenblicklich in Bewegung gesetzt hat.

Ein Kritiker mag nun einwenden, dass das aber doch die Schwerkraft und das Gewicht des Steines plus Fallgeschwindigkeit und Größe der Aufschlagfläche in Relation zu Konstitution eines normalen menschlichen Fußes beim Auftreffen sei. Alles gut und schön – aber sehen Sie, wie praktisch und wesentlich einfacher das Wörtchen *Bügeleisen-Qi* ist?

Genauer betrachtet, finden wir noch mehr darin: Der Einwand des Kritikers beruht auf dem Ursachenbegriff der Physik, dem des kausalen Aspektes, während das fernöstliche Qi-Konzept auf einem finalen Aspekt beruht, der an Aristoteles erinnert.

Wörtlich bedeutet Qi Atem oder Lebenshauch. Wir können wochenlang ohne Nahrung auszukommen, tagelang ohne Flüssigkeit, aber nur kürzeste Zeit ohne Atem. Qi ist der Lebensspender. Auch, wenn mir nicht ganz klar ist, wie der Winter eigentlich zustande kommt und woraus Winter besteht, so kann ich dennoch sagen, dass er etwas macht, dass er eine bestimmte Qualität hat, welche Wirkung er auf die Dinge hat, und so kann ich es das Qi des Winters nennen.

Qi ist also nicht Übernatürliches, keine extreme Randerscheinung oder verborgene Energieform – das ganze Sein ist voll davon.

Jing, der »Rohstoff«

»Die Lebensessenz aller Dinge:
Sie ist es, die sie zum Leben erweckt.«

(Nei Ye, Kapitel 1)[17]

Der zweite Begriff der Sanbao ist das Jing, wörtlich und gemeinhin übersetzt als Essenz. Doch was meint das Wort Essenz in diesem Kontext? Es ist das, was »im Tank ist«, die Anlagen, die vorhandenen Möglichkeiten. Um Ihnen die Relation der Begriffe Qi und Jing näherzubringen, nehme ich mich selbst, den Autor, als Beispiel: Mein Jing sind meine Fähigkeiten und Talente, mein energetisches Vermögen. Es ist gerade 8.55 Uhr an einem schönen Freitagmorgen, ich bin ausgeschlafen und fit für den Tag. Das ist – einfach ausgedrückt – mein aktuelles Jing, und dieses wandele ich gerade um, indem ich aktiv werde und über Qigong schreibe. Dieser Akt ist die Umwandlung von Jing in Qi. Es ist gar nicht so kompliziert, wie es klingt. Wichtig ist zu schauen, was und wie viel ich »im Tank habe«, denn irgendwann wird der Vorrat zur Neige gehen. Ich sollte also Sorge dafür tragen, dass ich nicht nur »Sprit verfahre«, sondern auch regelmäßig tanke. Und der Tankinhalt ist mein Jing.

Würde ich stundenlang weiterschreiben, würde mein Jing langsam zur Neige gehen. Ich würde unkonzentriert, müde und erschöpft, und irgendwann »käme nichts mehr«. Ein treffendes Bild für die Relation Qi und Jing ist eine Kerze. Das Wachs ist das Jing und die Kerzenflamme das Qi. Ist das Wachs abgebrannt, geht die Kerze aus. In der Literatur wird Jing oft auf die Samenflüssigkeit reduziert. Natürlich ist diese essenziell und pures Schöpfungspotenzial. Doch dies ist nur eine von unendlich vielen anderen Manifestationsformen menschlicher Schöpfungskraft. All unsere schöpferischen Anlagen sind Jing.

Shen, der Geist

Shen ist der Geist und die damit verbundenen Aspekte, unser Denken, Wahrnehmen, das Kognitive, der Verstand etc. Das Shen, sozusagen der Kaiser in der inneren Hierarchie, hat seinen Sitz im Herzen. Hier zeigt sich auch schon die innere Verbindung zum Untertitel dieses Buches »Stille ist das Licht des Herzens«: Stellen Sie sich vor, dieser Kaiser würde in einem Haus residieren, in dem es drunter und drüber geht! In diesem Bild ist das Herz der Kaiser, die Funktionskreise der Organe sind die Abgeordneten etc. Beständig beschweren sich alle möglichen Instanzen, Abgeordnete des Reiches stellen Forderungen, Mitglieder anderer Abteilungen liegen komatös in der Ecke und schlafen ihren Rausch aus, die Abteilung »Versorgung des Inneren« streikt seit Monaten, die Abteilung »Versorgung des Äußeren« ist zur Zeit handlungsunfähig, weil der alte Abteilungsleiter abgesetzt, aber noch kein neuer bestellt wurde, und die Küche liefert statt eines kräftigenden Mahls eine Palette Kopierpapier, weil es so preisgünstig war.

Was tut solch ein Kaiser? Entweder fällt er in Depressionen und schließt sich in sein Turmzimmer ein, oder er läuft durch das Haus und brüllt: »Alle sind entlassen, fristlos!« – Nur ist niemand anders da, der ihm bei der Verwaltung des Reiches helfen oder der entlassen werden könnte, denn alle Instanzen sind dieser eine Mensch. Wie also geht es in diesem Reich zu? Drunter und drüber.

Doch da der Kaiser nicht dumm ist, liest er seit einiger Zeit Bücher über Staatsführung, und die kaiserliche Abteilung »Nachdenken und Konzeptentwicklung« platzt mittlerweile aus allen Nähten. So verändert sich zwar nichts Wesentliches im Staat, doch man hat bereits die verschiedensten Modelle entwickelt, warum alles so ist, wie es ist, was man theoretisch anders machen könnte und ebenso, warum dies aber dennoch nicht geht. Oder, wie Herbert Grönemeier es in einem seiner Lieder so treffend beschreibt: »Alles tut gleichmäßig weh!«

Es ist also immens wichtig, dass der Raum des Herzens, der Wohnbereich des Geistes (*shen*), befriedet, wohlsortiert und gut versorgt ist.

Das Vorgeburtliche und das Nachgeburtliche

Hier wird es spannend, und es mag etwas mystisch klingen, wenn wir uns diesem Thema zuwenden: Die oben betrachteten Aspekte Jing, Qi und Shen sind die sogenannten »nachgeburtlichen« drei Kostbarkeiten, und wie Sie vielleicht schon richtig vermuten, gibt es ebenso die »vorgeburtlichen« drei Kostbarkeiten. Was ist nun der Unterschied zwischen den beiden? Die Übersetzung vor- bzw. nachgeburtlich impliziert die übliche Interpretation der Begriffe: Mit vorgeburtlich ist all das gemeint, was man mit auf den Weg bekommen hat, als man geboren wurde, mit nachgeburtlich all das, was man nach der Geburt erworben hat und weiterhin erwirbt. Doch in der daoistischen Lehre meint es wesentlich mehr, worauf ich im Folgenden eingehen möchte. Um dies besser zu verstehen, vorab ein paar Gedanken zum Thema.

Wissen und Nichtwissen

»Das Dao, welches benannt werden kann, ist nicht das wahre Dao!« Darauf weist uns Laozi schon zu Beginn im ersten Kapitel des Daodejing hin. Was sind die Dinge um uns herum, die wir zu kennen glauben? Wer sind wir selbst? Viele Aspekte mögen uns dazu einfallen, Definitionen, Beschreibungen, von denen wir glauben, über sie Bescheid zu wissen. Doch was sind sie alle letztendlich? Konzepte, Gedankenkonstrukte. Modelle, die sich unser Verstand zusammengebastelt hat, um das Sein zu verstehen, Dinge einander zuordnen zu können und um zu überleben. Eine komplexe Matrix gedanklicher Zusammenhänge, von Konzepten, nicht mehr, nicht weniger. Deshalb bezeichnen Buddhisten wie Daoisten diese Welt der Formen letztendlich als leer. Wir leben in einer Welt der Konzepte, haben jedoch in unserem Übereifer und Verstandesdenken vergessen, dass die Konzepte nur die Etiketten für die Dinge des Seins sind. Und so sind wir denn fast nur noch mit den Etiketten beschäftigt und nicht mit dem Sein selbst. Wie in dem Film »Matrix« hängen wir in der Matrix und halten dieses »Programm« für das Sein selbst.

Aus diesem Grund streben Zen-Buddhisten und ebenso Daoisten den Zustand des Nichtwissens an. Deshalb werden wir eigentlich mit jedem Atemzug, in jedem Augenblick neu geboren, sind wir »Anfänger«. Shunryu Suzuki benennt diesen Geist treffend »shoshin«, was »Anfängergeist« bedeutet. Je klarer uns dies bewusst ist, desto mehr nähern wir uns dem Verständnis des Nicht-Wissens, dem reinen, ursprünglichen Seinszustand. Es ist mir wichtig zu betonen, dass wir uns dem *Verständnis* nähern, nicht aber dem *Zustand* selbst. Das »Wissen« bzw. Verständnis bringt uns dem Ganzen noch nicht näher, denn es ist erst einmal nur ein weiteres Konzept und wird es bleiben, solange wir das Nicht-Wissen nicht auch realisieren. Und viele daoistische wie auch zen-buddhistische Praktiken sind Praktiken, die der *Realisierung* des Nicht-Wissens dienen. Den Geist des Nicht-Wissens nennt man Yuan Shen.

Yuan Shen

Dieser Geist ist bzw. existiert jenseits unserer Vorstellung und Konzepte und wird oft als »vorgeburtlicher Geist« oder als die ursprüngliche Wesensnatur übersetzt. Yuan Shen entspricht ungefähr dem buddhistischen Verständnis der Buddha-Natur, es ist der Geist, der schon existierte, als wir noch nicht geboren waren, und der weiter existiert, wenn unser irdischer Körper seinen letzten Gang antritt. Er ist jenseits aller Form und Konzepte, und es gibt nur einen »Zugang« zu jenem Geist: durch die Stille.

Yuan Shen und Shi Shen (Alltagsgeist) sind miteinander verbunden. Unser Alltagsgeist ist jedoch sehr laut, sehr bewegt, und er übertönt allzu oft den ursprünglichen Geist. Beständig wird er über unsere Sinne mit neuem Stoff gefüttert, worauf er wiederum reagiert. Im Grunde hängen wir unserem Esel beständig neue Möhren vor die Nase, damit er weiterläuft und ihnen nachjagt. Erst, wenn unser Alltagsgeist zur Ruhe kommt, wenn es um ihn still wird, können wir den ursprünglichen Geist realisieren.

Dann sind wir in der Lage, seine grenzenlose Weite zu spüren, seine Stimme – jenseits aller Worte und Konzepte – und die innewohnende Wahrheit des Seins, wie es ist.

Wie weit also sind wir vom Yuan Shen entfernt? Wir sind ihm so nah, dass kein Haar dazwischen passt! Doch Yuan Shen zu realisieren ist wie die Brille auf unserer Nase: Sie ist die ganze Zeit da, doch wir stellen die ganze Wohnung auf den Kopf, um sie zu finden. Advaita[18]-Liebhaber mögen an dieser Stelle anmerken, dass eben deswegen der ganze Aufwand, die Brille über komplexe Übungen und Praktiken wiederzufinden, viel zu aufwendig sei, da doch die Brille die ganze Zeit da ist. Doch solange dies nur ein weiteres Konzept ist, ist es weiterhin die Matrix.

In manchen Lebenssituationen realisieren wir unseren ursprünglichen Geist. Meist sind es Extremsituationen, Lebensphasen tiefen Leidens, der Erschöpfung oder auch Nahtoderfahrungen – eben Situationen, in denen unser Alltagsbewusstsein aufgibt, alle Viere von sich streckt. Dann mögen wir jenen tiefen Frieden, jene tiefe Klarheit und Stille wahrnehmen, die ihm zu eigen ist, und die tiefe Weisheit, die in jenem Geist ruht, steigt auf und erstrahlt. Eng verbunden mit dem Yuan Shen ist das Yuan Jing.

Yuan Jing

Dies ist die ursprüngliche Essenz, unser Erbe, das wir – ohne etwas dazu beizutragen – mit auf den Weg bekommen haben. Das Wort Jing entspricht dem oben genannten Jing im Sinne eines »Energietanks«, allerdings mit dem Unterschied, dass das Yuan Jing uns mitgegeben wurde, und auch nur eine bestimmte Portion. Das nachgeburtliche Jing, der nachgeburtliche »Tank« lässt sich immer wieder über Atmung und Ernährung nachfüllen, während das vorgeburtliche Jing begrenzt ist.

Wichtig in diesem Zusammenhang ist der Umstand, dass die Qualität des vorgeburtlichen Jing kühl ist, die des nachgeburtlichen aber heiß. Beim Verbrauch des Nachgeburtlichen verbrennen wir, altern wir, während das Vorgeburtliche bewahrt. Der Haken daran ist nun, dass wir, die wir all dies nicht wissen, gerade in jungen Jahren und oft auch darüber hinaus, gerne unseren »Tank« leerfahren. Das erscheint uns auch problemlos, denn der »Wagen« fährt ja weiter, es scheint uns nichts auszumachen, über die Stränge zu schlagen und beständig unsere Grenzen zu überschreiten. Aber: Da der Tank leer ist, fahren wir auf Kosten unseres Reservetanks, des Yuan Jing, munter weiter. Wir klopfen uns sogar gegenseitig auf die Schulter, wenn wir Nächte durchgemacht haben und trotzdem am nächsten Tag wieder »weiterrödeln«, als sei nichts geschehen.

Doch irgendwann ist das Yuan Jing so gut wie aufgebraucht, und wir entdecken, dass wir nicht mehr so fit sind, häufiger krank werden etc. Typische Krankheitsbilder für ein erschöpftes Yuan Jing sind zum Beispiel Burn-out-Syndrom, Tinnitus, Multiple Sklerose, Bandscheibenvorfall. Solche Erkrankungen nehmen in unserer Gesellschaft zu und gewinnen an erschreckender Popularität. Gerade bei diesen Erkrankungen ist es essenziell, nach ihrem Auftreten sehr aufmerksam mit dem restlichen Jing umzugehen.

Das vorgeburtliche Yuan Jing hat die essenzielle Eigenschaft »kühl«; es kühlt das in seiner Natur heiße nachgeburtliche Jing, so dass das zum Gebrauch gelangende Jing warm, aber nicht mehr heiß ist und der Körper keinen Schaden nimmt. Zu Beginn des Huangdi Nei Jing (»Handbuch des Gelben Kaisers«) fragt der Gelbe Kaiser seinen Berater, warum die Menschen der Vergangenheit so alt werden konnten. Nun, vermutlich, weil sie sorgsam mit dem Jing umgingen!

Bewusstsein, der Geist und die fünf Diebe

Unser Geist ist komplex, und weitaus komplexer noch ist das, was er so anstellt und welchen Einfluss all das, was er bewirkt, auf unser Leben hat. Ich habe bereits erwähnt, wie schnell wir uns im Wald unserer Konzepte und Vorstellungen verlaufen und ihn, den »Schilderwald«, für die Realität selbst halten. Unser Geist selbst ist der Schöpfer dieses Waldes – doch er ist nicht nur das. Hinter dem Begriff *Geist* verbergen sich die verschiedensten Aspekte, zum Beispiel der Verstand, das Denken, Gedächtnis, Erkenntnis, Reflektion, aber auch spirituelle Anteile. Verschiedene Mysterientraditionen unterscheiden die Ebenen des Bewusstseins bzw. Geistes auf ihre Weise, und letztendlich ist jede Beschreibung ein Modell, das uns helfen kann, die Essenz dahinter zu verstehen. Da wir uns hier überwiegend

Illustration aus dem Xingming Guizhi zum »Affengeist« und dem Yuan Shen

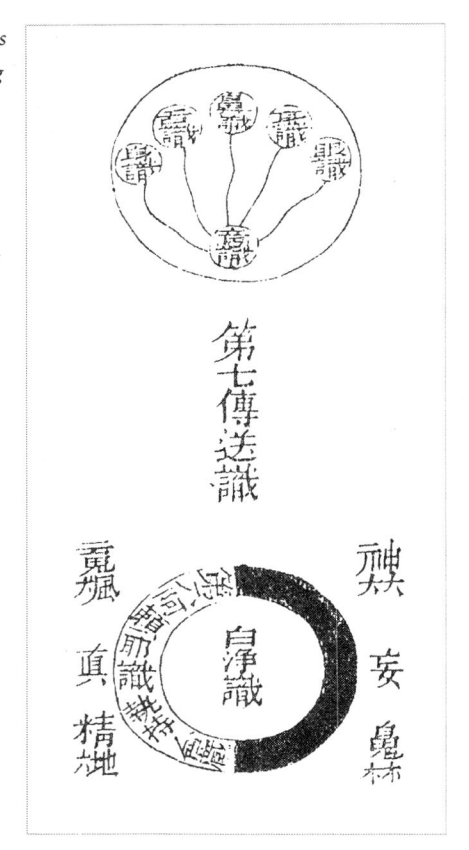

mit der chinesischen Tradition beschäftigen, verwende ich im Folgenden das alte chinesische Modell des Geistes, wie es von Xuanzang (596–664) in China eingeführt wurde und auch so im *Xingming Guizhi*, einem daoistischen alchemistischen Klassiker, Erwähnung findet. Interessanterweise ist das *Xingming Guizhi* ein schönes Beispiel dafür, wie Daoismus und Chan-Buddhismus sich wechselseitig beeinflussten. Doch nun zum oben genannten Modell des Geistes:

»Einer von acht Brüdern ist ein törichter Mensch, und nur einer ist äußerst klug. Fünf treiben Handel vor der Tür, und einer waltet im Haus ...« – So beginnt das 28. Kapitel des *Xingming Guizhi*. Die

Rede ist hier von den neun Aspekten des Shen (*shen*, chin. »Geist«), die im Folgenden genauer beschrieben werden.

Die fünf Brüder sind die fünf Sinne Hören, Schmecken, Riechen, Fühlen, Sehen. Der Kluge, das sechste Shen, ist das Denkbewusstsein, das siebte, der Törichte, ist das Vermittlerbewusstsein, das zwischen dem sinnlichen Bewusstseinsbereich, der die ersten sechs Shen umfasst, und dem achten, dem Speicherbewusstsein, vermittelt.

Das letzte, neunte, Bewusstsein ist das Reine Bewusstsein, auch der vorgeburtliche Geist (*yuan shen*) genannt, das die gesamte Wirklichkeit in ihrem Sosein erfasst, während die Bewusstseinsaspekte eins bis acht die Welt der Erscheinungsformen, die Welt der Konzepte, erfassen. Das klingt sehr abstrakt, weshalb ich es anhand eines Bildes vereinfache: Eine Firma in einem Haus hat neun Abteilungen. Eine Abteilung eilt die ganze Zeit mit Mikrofonen umher und nimmt alles auf Band auf, eine andere Abteilung schickt ein paar Kameraleute durch die Gegend, die alles auf Video festhalten sollen, wieder eine andere beschäftigt Gourmets, die an allem Möglichen herumnaschen, wieder eine andere Abteilung, mit komplexen Sensoren ausgestattet, tastet sich durch die Gegend und zeichnet alles Mögliche auf. Eine andere Gruppe, die Langnasen, schnüffelt neugierig überall herum und registriert Gerüche. Diese »Fünferbande« leitet alle ihre Informationen an eine andere, die Denkabteilung, weiter. Letztere ist dazu da, all die bunten Informationen zu sortieren, sie mit Titeln zu versehen und sie in einen Zusammenhang zu stellen.

Abteilung Nummer sieben besteht aus einigen Boten, die selektiv die Informationen aus der Denkabteilung zur achten, dem Archiv, bringt oder sie – umgekehrt – von dort holt, wenn die Abteilungen eins bis sechs Informationen aus dem Archiv brauchen. Komischerweise kommt aber ins Archiv nur das, was die Kuriere jeweils ins Archiv bringen.

Diese Abteilung sieben ist somit für das verantwortlich, was wir »das Ich«, »das Ego« und auch »das Sein«, »die Welt« nennen, denn sie definieren es letztendlich durch ihre recht subjektive Selektion.

Doch da gibt es noch die Abteilung neun: Sie liefert im Gegensatz zu den anderen keine Informationen, da sie mit dem ganzen Sein verbunden – eins – ist und nur wie ein klarer Spiegel das Sein als solches wiedergeben kann. Und da hierüber keinerlei »Messwerte« abgeliefert werden, ist dies für die Kuriere ziemlich uninteressant. Zudem ist diese Abteilung recht still; hier findet keine »action« statt, zumindest dem Urteil der Kuriere nach, und diese haben ganz klare Vorstellungen davon, was wichtig und wesentlich ist, und sie bestimmen, was wir zumeist als unser Leben, Wissen, unsere Kenntnisse etc. verstehen oder zu erkennen glauben.

»Der numinose Geist, niemand kennt seine Grenze;
Er kennt intuitiv die Myriaden Dinge.
Bewahre ihn in dir, lass ihn nicht wanken.
Lass deine Sinne nicht gestört werden durch äußere Dinge,
lass deinen Geist nicht gestört werden durch die Sinne:
Dies wird genannt: ›Ihn in dir erfassen‹.«

(Nei Ye, Kapitel 12)[19]

So erschaffen die Abteilungen eins bis acht die Matrix, den »großen Film«, den wir gerne als unser Sein definieren, in dem es Egos gibt, Zeit und Raum, Krankheit, Glück, Leben und Tod, gut und böse, lecker und eklig, richtig und falsch etc. Sie schreiben das Drehbuch für den Film, machen das Casting, besetzen die Rollen und bestimmen, was wir auf der Leinwand des Seins »erkennen«, »verstehen«, und hierdurch letztendlich auch, was wir erfahren.

All das aber, was uns diese Abteilungen verkaufen, sind Etiketten, beschriftete Ton- und Filmbänder, nichts anderes. Da sie schon so lange unser Sein definieren, halten wir die Etiketten und Titel für real, für das Sein selbst. Doch vom eigentlichen Sein hat die Abteilung Denken kaum eine Ahnung, denn was kein Etikett hat, nicht von irgendwem mit Filzschreiber beschriftet ist, existiert für sie nicht! Häufig leistet diese Abteilung sogar ziemlichen Widerstand, wenn etwas Unbeschriftetes auftaucht.

Doch wie können wir wirklich in Kontakt mit dem wahren Sein, mit der Wirklichkeit treten? Vielleicht wenden wir uns einfach einmal der Abteilung neun zu, dem Yuan Shen, dem vorgeburtlichen Geist. Dies funktioniert allerdings nur, wenn wir den Abteilungen eins bis acht frei geben. Kehrt in diesen Räumen des Hauses Stille ein, können wir den ursprünglichen Geist wahrnehmen, mehr noch: Wir *sind* eben dieser eine Geist bzw. all diese Bewusstseinsaspekte, wir sind nicht getrennt von ihnen.

Viele Praktiken des Stillen Qigong zielen letztendlich darauf ab, zum Yuan Shen zurückzukehren, zur Stille, zum Licht des Herzens. Zhuangzi beschreibt den daoistischen Weisen im 13. Kapitel folgendermaßen:

»Die Stille des (Herz-)Geistes eines Weisen ist der Spiegel von Himmel und Erde, der Spiegel der Myriaden Dinge.«[20]

Wuji oder die große Leere, die keine ist

Wenn ich in diesem Moment um mich schaue, sehe ich eine Vielzahl an Objekten: Tische, Stühle, meinen Schreibtisch, den Bildschirm, auf dem ich den geschriebenen Text verfolge, eine Teetasse, Terminkalender – alles Mögliche. Wenn ich aus dem Fenster blicke, sehe ich weiterhin das gegenüberliegende Haus, das Dach, den blauen Himmel, Antennen und Kamine. Zu all diesen Dingen habe ich eine Beziehung, Konzepte, Ideen, Wünsche, Erinnerungen, Bedürfnisse.

Tun Sie dasselbe: Schauen Sie um sich, und nehmen sie die Dinge einmal Stück für Stück wahr. Sie werden sehen, dass Sie zu allem Assoziationen, Gedanken, Konzepte haben. Gäben wir den Dingen Buchstaben, so würden sie sagen: »Klar, das ist A, das ist B, das ist C ...« – und so weiter. Mehr als ein Alphabet käme da zusammen: ganze Worte, Sätze, da viele Dinge wiederum untereinander in Beziehung stehen. Stellen Sie sich weiterhin vor, jedes dieser Dinge erhielte ein Etikett, auf dem steht, was es ist und welchen Bezug es zu Ihnen hat. Sie werden feststellen, dass Sie zu allem einen Bezug haben, selbst zu dem Säbelzahntiger in dem alten Lexikon oben auf dem Schrank neben dem Regal im Wohnzimmer. Denn Sie haben möglicherweise das Bild als Kind oft angeschaut und sich gefragt, wie ein Tier mit solch langen Zähnen wohl herumgelaufen ist, und Sie wissen, dass es ausgestorben ist. Zu all diesen unzähligen Dingen gibt es in ihrem Geist, ihrem Bewusstsein, eine Art Karteikarte mit

mehr oder minder ausführlichem Text. Und Ihr Leben besteht aus abertausenden Dingen, besser: abertausenden Karteikarten. Verblüffend, nicht? All diese Dinge sind Ihre Welt, scheinen Ihr Leben auszumachen. Doch es ist nur eine Matrix.
Wer schrieb diese Schildchen? Ihr Geist, Ihr analytisches Denken, der dualistische Bilderarchivar in unserem Kopf, der Buchhalter. Für ihn erscheint es lebenswichtig, die Dinge voneinander zu unterscheiden, sie zu markieren und zu interpretieren. So sind denn die »Stellenbeschreibung« und der »Job« des Geistes im Grunde nicht schlecht, und der Geist ist auch nicht der Bösewicht, der uns von der Erleuchtung abhält. Der Haken liegt vielmehr darin, dass wir uns primär in der Bibliothek bei den Karteikärtchen aufhalten statt draußen im Leben.

In meinem ersten Buch »Mit Qigong durch das Jahr« habe ich die chinesische Symbolik des fernöstlichen Weltbildes beschrieben, in der aus Wuji Yin und Yang emanieren, hieraus wiederum die fünf Wandlungsphasen und letztendlich die Myriaden Dinge.
Der Schilderwald sind die Myriaden von Dingen, und unsere Wissenschaft ist immer noch bemüht, weitere »Unterschildchen« und »Subkategorien« zu finden. Allenfalls die Quantenphysiker bemerken, dass sie vielleicht umkehren sollten bzw. eines immer wieder finden: Leere und Raum, grenzenlosen Raum.
Bleiben wir bei dem Bild mit den Dingen und den Hunderten von Etiketten. Dieser Geist bzw. dieser von uns möglichst oft und langanhaltend angestrebte geistige Zustand ist die Ursache fast allen Ärgers, und wir könnten diesen Geisteszustand als einen recht verwirrten entlarven, da er nur die Etiketten für die Realität hält.
Und nun stellen Sie sich vor, dass alle Etiketten verschwinden – einfach weg! Alles ist da, so wie es ist. Reines So-Sein. Dem Bibliothekar erscheint dies wie der Brand der Bibliothek von Alexandria, unvorstellbar, erschütternd, und zurück bleiben nur Schutt und Asche. Ähnlich wird »Leere« von manchen so interpretiert, dass sie als erschreckend erscheint. Sie ist jedoch zugleich grenzenlose Fülle, denn alles ist in ihr enthalten, nichts ausgeschlossen. Dasselbe meint auch der chinesische Begriff *taiji*, wörtlich »äußerster Firstbalken«.

Es ist der Firstbalken des Hauses, das alles einschließt. Nichts ist außerhalb dieses Hauses. Wuji meint diese ursprüngliche Gesamtheit. In manchen Büchern steht das Wort Chaos für Wuji, aber so interpretiert es allenfalls der »Bibliothekar«. Dasselbe gilt für das Visualisieren von absoluter Schwärze in manchen Übungen.

In verschiedenen Übungsformen taucht die Formulierung auf, sich in Wuji zu üben, den Wuji-Zustand einzunehmen, Wuji entstehen zu lassen. Es bedeutet, in das Nicht-Wissen einzutreten, den beständigen Monolog des etikettenklebenden Bibliothekars nicht weiter zu nähren und seinen Ausführungen für diese Zeit kein Gehör mehr zu schenken. Denn eines vorweg: Wenn er merkt, dass man ihm nicht zuhört, wird er zunehmend leiser, und seine Kommentare werden zunehmend spärlicher.

Die Einheit mit dem Dao, die Erleuchtung im Zen (chin.: *chan*) oder *dhyana* in Sanskrit, entsteht aus dieser Geisteshaltung heraus. Aus diesem Zustand heraus sind wir mit allem verbunden, ist alles eins, und wir vermögen hieraus auch unvergleichlich mehr Einfluss auf das Qi zu nehmen.

Ich hoffe, Sie haben nun eine konkretere Vorstellung von Wuji und dem entsprechenden geistigen Zustand. Es ist kein Dösen, Abdriften oder Träumen, sondern klare Präsenz ohne jegliche Konzepte und Etiketten, reines Gewahrsein all dessen, was ist.

Erleuchtung – Einswerden und Einssein

Wenn das ursprüngliche Ziel des Stillen Qigong die Erleuchtung ist, dann soll diesem mysteriösen Thema auch ein Kapitel gewidmet sein, damit der Begriff für Sie greifbarer werden kann. Also: Was ist das eigentlich, Erleuchtung?

Einswerden und Einssein

Oft finden wir in der einschlägigen Literatur den Begriff des Einsseins oder Einswerdens mit dem Sein, mit dem Dao. Doch was meint es konkret? Einswerden wird gerne mit etwas Schönem, Angenehmem verbunden, und die Vorstellung, gar mit dem ganzen Kosmos eins zu werden, ist verlockend.

Wir alle kennen die Erfahrung des Einswerdens und Einsseins aus dem Alltag. Wenn beispielsweise mein Sohn seinen Kopf auf meinen Schoß legt und wir zusammen auf dem Sofa kuscheln, dann sind wir nicht getrennt voneinander, sind wir eins. Sicher kennen auch Sie solche Momente. Auch Autofahrer haben solche Erfahrungen mitunter, wenn sie während des Fahrens eins mit dem Fahrzeug werden, obgleich meist unbewusst. Wenn ich als Nicht-Autofahrer einen Fahrer frage, wie er gerade beim Anfahren Kupplung, Gas und Handbremse betätigt hat, antwortet er zumeist: »Keine Ahnung, ich mache das einfach so! Lass mich mal überlegen – also ...«, und dann folgt eine kognitive Erklärung dessen, was der Fahrer während des Anfahrens alles so betätigte. Wenn dann ein Kratzer an den stets gut gepflegten Autolack kommt, wird oft deutlich, wie sehr sie sich eins mit ihrem Fahrzeug fühlen. Der Kratzer wird fast zur körperlich-schmerzlichen Erfahrung.

Manchmal erfahren wir das Gefühl des Einsseins auch, wenn wir uns in einer schönen Landschaft befinden, die Gedanken dahintreiben lassen und mit der Landschaft verschmelzen, eins werden, da wir uns selbst gar nicht mehr wahrnehmen.

In solchen Situationen fällt uns das Einssein leicht und hat zumeist eine positive Konnotation. Doch wie sieht unser Einssein mit dem nervenden Nachbarn von nebenan aus, mit der stinkenden Mülldeponie am Stadtrand und dem Kindesmissbrauch, von dem wir in der Bild-Zeitung lesen? Da springen all unsere inneren Ampeln auf Rot um, und nur allzu gerne grenzen wir uns hier ab. Zhuangzi beschreibt dieses Phänomen treffend im sechsten Buch:[21]

»Was sie lieben, ist das Eine; was sie nicht lieben, ist aber auch jenes Eine. Womit sie sich eins fühlen, ist das Eine; womit sie sich nicht eins fühlen, ist aber auch das Eine. In dem, was ihr Eines ist, sind sie Genossen der Natur; in dem, was nicht ihr Eines ist, sind sie Genossen der Menschen. Bei wem Natürliches und Menschliches sich das Gleichgewicht hält: Das ist der wahre Mensch (zhenren).«

Es geht mir hier zunächst einmal darum, dass Sie entdecken, dass der Wunsch nach Einssein, so er denn auftritt, primär mit Schönem, Angenehmem verbunden ist und schnell still wird, wenn es um Unschönes, Hässliches oder Unbequemes geht. Wir sehnen uns danach, mit Angenehmem und Schönem eins zu werden, und wir distanzieren uns von Unangenehmem und Unschönem.

Der Haken daran ist jedoch, dass wir uns an diesem Punkt bereits innerhalb der Matrix befinden, in der Welt unserer inneren Konzepte, der Welt der Etiketten mit den Aufdrucken schön, hässlich, gut, schlecht, brauchbar, unbrauchbar etc. Wir definieren die Dinge als Objekte, außerhalb unserer selbst, und hierdurch wird die Trennung offensichtlich.

Das Schwierige am Thema Erleuchtung ist, dass wir zwar eins mit allen Dingen sind, es jedoch aus verschiedenen Gründen nicht zu realisieren und zu aktualisieren vermögen.

Eins und doch wieder nicht?

»Ist denn nun alles eins, und eins ist alles? Dann wäre es doch egal, ob ich in das Haus Schillerstraße 21 oder in die Schillerstraße 48 gehe? Ist aber nicht so, spinne ich jetzt?«

Nein, Sie spinnen nicht. Um Ihnen ein einfacheres Beispiel zu geben, nehme ich als Bild meinen Körper, stellvertretend für das ganze Sein. All das ist Paul, all das ist eines. Aber Paul besteht aus Haut, Knochen, Eingeweiden, Flüssigkeiten, Fußnägeln, Haaren, Zähnen, Sehnen etc. Mit anderen Worten: All das ist Paul, und all die Dinge, die Paul ausmachen, sind verschieden. Selbst, wenn wir uns darauf einigen können, dass Begriffe wie Paul, Haare, Organe usw. letztendlich auch nur Konzepte sind, können wir dennoch sehen, dass die Dinge jenseits der Konzepte, in die wir sie packen, in ihrem Sosein dennoch verschieden sind. Vertreter der absoluten Sicht mögen mir vermitteln wollen, das du und ich eins sind, doch wenn ich – um es gemäß der herzhaften Art von Zen-Lehrern zu sagen – dir mit dem Stock eins überziehe, dann gibt es einen, der »verstehst du?« ruft, und einen, der »autsch!« ruft. Sekito Kisen beschreibt dies im Sandokai sehr treffend mit der Formel »nicht eins, nicht zwei«.

So treffen wir auf zwei Sicht- und Verständnisweisen, die relative und die absolute Sicht, und beide gehören zusammen. Zen-Buddhismus und Daoismus haben verschiedene Weisen, dies darzustellen:

Zen	Daoismus	Allgemein
Buddha	Dao	Einheit
Dharma	Yin und Yang und die Myriaden Formen	Verschiedenheit
Sangha	Qi	Interaktion

Im Daoismus sprechen wir davon, dass alle Dinge dem Dao entspringen, dass das Dao alle Dinge nährt. Aus dem Dao enstehen Yin und Yang, hieraus die Elemente, die *bagua* (acht Trigramme), die 64 Hexagramme des Yijing und letzten Endes die Myriaden Dinge.

Das ganze Sein ist ein Kuchen. Ich kann ihn in zwei Teile, in vier, in zwölf oder auch in 56 Teile schneiden – es ist und bleibt *ein* Kuchen. Und doch sind nicht alle Teile gleich. In einem Stück sind mehr Rosinen als im anderen, auf dem einen Stück ist eine Kirsche, auf dem anderen nicht. Alles ist ein Kuchen, und seine Teile sind verschieden.

Ebenso könnte ich sagen, der Kuchen sei Mehl, Wasser, Zucker, Salz, Hefe, Sahne, Butter und Früchte, oder besser noch: die Transformation all dessen. Aber was ist es nun in Wahrheit? Wie könnte die Antwort lauten, außer eben: »Das da!« oder – ihn einfach zu essen?

Realisierung und Aktualisierung – Die Pfeiler des Dao

Was ist eigentlich Erleuchtung oder Einssein mit dem Dao? Aus vielen Gesprächskreisen und Diskussionen heraus wage ich hier zu sagen, dass es zunächst einmal ein Wunschkonzept vieler Menschen ist: das Bedürfnis nach einem immerwährenden Zustand vollkommener Klarheit, allumfassenden Verständnisses, alldurchdringender Weisheit und nicht endender Glückseligkeit und Zufriedenheit. Es ist die Sehnsucht nach einer Oase, wenn ich Durst habe. So ist das

Bedürfnis nach diesem Konzept der Erleuchtung einerseits zwar verständlich; es gründet jedoch in Wirklichkeit auf den Gefühlszuständen des Unverständnisses, Sich-dumm-Fühlens, Unglücklich- und Unzufriedenseins – Aspekte, die eng mit unserem Wertesystem, unseren oberflächlichen Konzepten und Gefühlsregungen verbunden sind. Die Weisheit des fernöstlichen Verständnisses geht jedoch von einer anderen Einsicht aus.

Das erste Kapitel des Tianyinzi berichtet: »Das Erreichen geistiger Unsterblichkeit wird gefunden im Folgen unseres eigenen Soseins und sich nicht von falschen Ansichten täuschen lassen.«[22]

Shakyamuni Buddha rief nach Jahren der Meditation an einem Morgen plötzlich aus: »Alles ist von Anbeginn an erleuchtet!« – Alles ist von Anfang an erleuchtet im Folgen des eigenen Soseins! – »Na prima«, könnten wir sagen, »dann ist ja alles bestens. Wozu sich dann mit Praktiken und Kultivierung herumplagen und solche Bücher lesen? Wozu kochen, wenn das Essen schon auf dem Tisch steht?«

Ja, das Essen ist schon immer fertig gewesen, doch es muss auch gegessen werden. Der Anblick eines Reiskuchens allein macht nicht satt, heißt es in einem alten chinesischen Sprichwort. Doch wie »isst« man Erleuchtung? Hierzu braucht es zwei Komponenten: die Realisation und die Aktualisierung des inneren Erwachens.

Wer aufmerksam daoistische, buddhistische oder auch Advaita-Texte liest, hat dort erfahren, dass es im Grunde kein Ich gibt, dass alles eins ist, dass alle Dinge miteinander verbunden und die Welten der Emotionen und Bedürfnisse Trugwelten sind, das menschliche Denken ein durchgeknallter Affe etc. Doch hat derjenige, der es gelesen hat, es auch erfahren? Mitnichten. Er hat es gelesen und als neues theoretisches Konzept in seine Matrix, seinen Film, integriert. Er ist wie ein Träumender, der in seinem Traum ein Buch über Traumdeutung liest und darob weise nickt, sich wach glaubend.

Es bedarf also der wirklichen *Erfahrung* des Einsseins, jenseits von theoretischem angelesenem Wissen, und hierzu dienen die verschiedensten meditativen und energetischen Praktiken: Der Weg, der zum Dao führt, muss beschritten werden, es genügt nicht, ihn nur theoretisch zu erfassen.

»Der immerwährenden vollkommenen Dao realisiert jener natürlich, welcher zu ihm erwacht. Erwachst du zum Dao und realisierst ihn, so wirst du immerwährende Klarheit und Stille erfahren.« (Buch der Klarheit und Stille)[23]

Laozi verwendet hier das Bild des Träumens und Erwachens aus dem Traum, wie es auch schon Zhuangzi in seiner bekannten Geschichte vom Träumenden und dem Schmetterling andeutet, doch wesentlicher noch: Er integriert die *Realisation* des Einsseins.

Die meisten von uns haben irgendwann in ihrem Leben solch einen Moment des Einsseins erfahren, sie haben realisiert – und wenn es nur für einen Augenblick war –, dass alles eins ist, sie mit allem verbunden sind und die sonst so wichtigen Dinge des Lebens null und nichtig wurden. Doch dieser Zustand hält, wie die meisten Zustände, nicht an; die einmalige Realisation ist kein Abonnement auf den Dao, die Erleuchtung. Es bedarf der Aktualisierung, immer wieder, und erst die beständige Aktualisierung erlaubt der Realisation, an Tiefe und Dauer zu gewinnen.

Sehen wir uns die Aspekte der Aktualisierung und der Realisierung noch genauer an: Kleine Kinder und Verrückte sind dem Dao sehr nahe, sie haben manches Mal den »Gusto« der Erleuchtung. Wie kommt das? Ebenso wurden und werden viele Weise und Erleuchtete in ihrem Tun und Denken von Außenstehenden mit Kindern oder Verrückten verglichen. Es scheint hier eine Verbindung zu geben, und tatsächlich ist dort eine, wenngleich Kinder und Verrückte nicht vollkommen erleuchtet sind: Die Verbindung sind die Aspekte der Realisierung und Aktualisierung, die beide notwendig sind.

Kleine Kinder *aktualisieren* unbewusst das Einssein, ohne je ein Buch über Zen oder Spiritualität gelesen zu haben. Da sie »nicht wissen«, ist ihr Tun und Denken wenig von Konzepten, von der Matrix, beeinflusst, und sie agieren wesentlich mehr aus dem Hier und Jetzt. Sie begegnen Dingen und Umständen mehr in ihrem Sosein, da sie von Namen, Inhalten und Kontexten kaum etwas wissen. So wird aus der Tasse, dem Handfeger und dem Sessel ein Schlagzeug, ganz einfach (selbst dies ist nun in konzeptioneller »Matrix«-Sprache formuliert. Das Kind würde vielleicht einfach sagen: »Bumm, peng, klatsch!«, und das, was ist, damit treffender umschreiben).

Bei Verrückten, oder, um einen treffenderen Begriff aus der Psychopathologie zu verwenden, bei Psychotikern ist es umgekehrt: Einfach ausgedrückt, *realisieren* sie, dass die Dinge nicht so sind, wie sie erscheinen, da die – psychologisch gesehen – gesunde Ich-Struktur aufgrund verschiedener Ursachen durchlässig geworden ist und nunmehr alles Mögliche das Ich durchflutet. So wird die Illusion des Ichs *realisiert*, fällt aber in verschiedenste »Rollenspiele«, genährt aus dem Rollenfundus der Erinnerungen und der inneren erworbenen Bilderwelt. Der psychisch Kranke verheddert sich sozusagen in einer Schleife innerhalb der Matrix. Unbewusst entlarvt er sie tatsächlich, vermag sie aber nicht zu verlassen, sondern läuft in einer Drehtür herum. Fast können wir an dieser Stelle verstehen, warum Herr Meyer ausrastet, wenn man ihm sagt, er sei nicht Hannibal, denn er ist »wirklich« im Augenblick eher Hannibal, da das Konzept »Herr Meyer« – und es ist de facto eine Illusion – ziemlich löcherig geworden ist. Er *realisiert* gerade, dass »Herr Meyer« ein großer Film ist (weshalb aus Herrn Meyer aus Bottrop im Handumdrehen Hannibal werden kann, der sich gerade inmitten des Vietnamkrieges befindet und dessen Vater ein Delphin ist), findet aber nicht den Bühnenausgang, der ja auch in keinem Drehbuch steht, kurzum: Er vermag den Dao nicht zu *aktualisieren* und irrt durch die eigene, selbst geschaffene Matrix der gesammelten Bilder und Eindrücke.

Diese Betrachtung zeigt also, dass der Weg zu Weisheit und Erleuchtung nicht zurück in den Kindergarten führt, und ebenso wenig müssen Sie sich einem »Retreat« in der Geschlossenen Abteilung Ihres Krankenhauses unterziehen. Was aber gilt es denn zu tun? – Sich im Realisieren und Aktualisieren üben und das Sein kultivieren.

Mancher mag Ihnen hier etwas vom Nichthandeln erzählt haben, vom *wei wu wei* als daoistischem Prinzip. Doch seien Sie versichert: Wenn das daoistische Nichthandeln allein das Nichtstun bzw. Vermeiden von Handlung wäre, dann gäbe es wesentlich mehr Erleuchtete, und jahre- bis jahrzehntelanges Training wäre vollkommen überflüssig.

Wir kommen also nicht umhin zu praktizieren. Und was bedeutet dieses Praktizieren?

»Obwohl wir davon sprechen ›den Dao zu realisieren‹, so ist doch in Wahrheit nichts zu erreichen. Die Fähigkeit besitzen, alles Leben zu transformieren, dies wird ›den Dao realisieren‹ genannt.« (Das Buch von Klarheit und Stille)[24]

Das mag paradox klingen: Es gibt also nichts zu erreichen, und doch gibt es etwas zu tun! Wie realisiere und aktualisiere ich denn? Die Antwort ist banal: Wir müssen es üben. Aber wie und wann? Die Puristen, Lehrer und Epigonen der alten Meister sagen dazu: in jedem Augenblick, oder: Wenn du isst, iss, wenn du trinkst, trinke, und wenn du schläfst, schlafe!

Gut und schön, aber wenn ich gerade die Straße überquere, während ein LKW heranbraust, dann wäre es unter Umständen tragisch, wenn ich das Einssein mit dem LKW realisieren würde. Vielmehr wäre es – konkret genommen – gesünder, das Einswerden hier zu meiden. Physischer Körper und LKW sind beide Teil des einen Meeres, sie sind verschiedene Wellen auf einem Ozean. Doch es gilt hier, ihre Verschiedenheit zu realisieren.

Dieser Scherz soll Ihnen veranschaulichen, wie wichtig es ist, in der Praxis zu üben und geeignete Übungsräume und -nischen im täglichen Leben zu schaffen. Nicht ohne Grund üben sich Zen- und Dao-Praktizierende in der Praxis der stillen Versenkung, dem stillen Qigong.

Es gibt nichts zu erreichen, denn es ist schon alles da. Es bedarf nur der Transformation. Das Leben bzw. das Sein ist da, hier und jetzt, es ist – wir sind – der Acker, das Saatkorn und der Bauer selbst. Doch noch geschieht so nichts, es sei denn, wir pflügen den Acker, bestellen das Feld, hüten es und können so ernten. Dies ist das Kultivieren des Seins.

Zhuangzi beschreibt in diesem Sinne anschaulich den Unterschied zwischen kognitiver Erkenntnis, dem »Landkartenwissen«, und der Realisierung:

»Der Herr Ichweißbescheid reiste einst gen Norden und traf dort den Herrn Tutnixsagtnix. Er fragte ihn: ›Sag mir, wie man denken soll, um den großen Dao zu verstehen! Sag, was muss man tun, um mit dem Dao in Einklang zu sein? Welche Weisheit vermag mir zu helfen, den Dao zu erreichen?‹ Doch Herr Tutnixsagtnix tat nichts und sagte nichts.

Enttäuscht zog er weiter Richtung Süden und traf dort Herrn Wirrkopf, und auch ihn fragte er: ›Wie soll ich den großen Dao verstehen, in Einklang mit ihm sein, ihn erlangen?‹ Herr Wirrkopf antwortete: ›Grrrmmmpfff ... ich, äh, verstehe, aber ich habe vergessen, was ich dir eigentlich sagen wollte!‹

Frustriert ging Herr Ichweißbescheid zum Gelben Kaiser und stellte nunmehr diesem seine Fragen. Der Gelbe Kaiser antwortete: ›Den großen Dao verstehst du, wenn du aufhörst, darüber nachzudenken. Du wirst eins mit ihm, wenn du aufhörst herumzuagieren. Du wirst ihn erlangen, wenn du aufhörst, dich so starr an Regeln zu halten.‹

Darauf antwortete Herr Ichweißbescheid: ›Ach Gelber Kaiser, Ihr und ich kennen nunmehr den großen Dao, aber Herr Tutnixsagtnix und Herr Wirrkopf haben ja wohl keinen blassen Schimmer davon!‹

Da antwortete der Gelbe Kaiser: ›Von wegen, mein lieber Herr Ichweißbescheid! Tutnixsagtnix lebt in Harmonie mit dem Dao, Herr Wirrkopf kommt ihm sehr nahe, doch du und ich sind recht weit davon entfernt!‹«[25]

Das Wesentliche ist das Alltägliche

»*Die Lebensumstände beeinflussen das Qi, so wie die Nahrung den Körper beeinflusst.*«

(Mengzi)[26]

In meiner Funktion als Qigong-Lehrer sehe ich immer wieder folgendes Phänomen: Aufgrund von Beschwerden der einen oder anderen Art betreibt jemand Qigong, und tatsächlich geht es ihm/ihr subjektiv etwas besser. Doch die angestrebte Heilung will nicht recht eintreten, und ich werde gefragt: Was soll ich denn noch tun?

Was hinter diesem Phänomen steckt, möchte ich an folgendem Beispiel verdeutlichen: Jemand sitzt in einem Boot und bohrt täglich stundenlang Löcher hinein. Das Boot läuft allmählich bedrohlich voll mit Wasser und beginnt unterzugehen. Nunmehr schöpft die betreffende Person (sie betreibt ab und an Qigong) zweimal wöchentlich für eine Stunde mit einer Dose eingelaufenes Wasser aus dem Boot und stopft bei der Gelegenheit das ein oder andere Loch. Aber: Den Rest der Zeit verbringt die betreffende Person weiterhin damit, fleißig Löcher zu bohren!

Auf den Alltag übertragen: Wenn jemand innerhalb seines Lebenskontextes schlecht mit seinen Energien haushaltet (zu wenig kommt herein, zu viel wird verbraucht), dann kann das gelegentliche Praktizieren von Qigong ein wenig die Situation verbessern, doch im Wesentlichen ändert sich nichts.

Zwei Aspekte sind mir in diesem Zusammenhang wichtig: die Lebensumstände, das Lebensumfeld also, und die Ernährung. Wir können Qigong generell als jene verschiedenen Übungsformen verstehen, die uns überliefert wurden. Doch wir dürfen darüber nicht den Gesamtkontext vergessen, aus dem diese energetischen Konzepte und Arten des Heilsverständnisses erwuchsen. Teil dieses Kontextes war zum Beispiel die regelmäßige Visite beim Heilkundigen (heute TCM-Arzt). Doch der Ansatz der traditionellen chinesischen Heilkundigen unterscheidet sich immens von der Behandlungsweise westlicher Ärzte, wie an anderer Stelle bereits erwähnt. Einen westlichen Arzt besucht man, wenn man erkrankt ist. Im ursprünglichen chinesischen Alltag hingegen hat der Arzt bereits versagt, wenn die Person erkrankt ist! Die Essenz der chinesischen Behandlung liegt darin, dafür Sorge zu tragen, dass der Mensch gesund bleibt, und dies in Form von Diätetik (Ernährungsberatung), Kräuterbehandlung, Akupunktur etc. und ebenso als Beratung bezüglich des Lebenskontextes, der immer auch in der Behandlung berücksichtigt wird. In einem solchen Rahmen käme es nie zum Überlaufen des Bootes, wie im erwähnten Beispiel. Dieser Rahmen ist jedoch hier im Westen seltener gegeben. Zwar gibt es zunehmend qualifizierte TCM-Ärzte, doch werden diese umfassenden Behandlungsprogramme nicht von den Krankenkassen unterstützt.

Aufgrund unserer über Generationen, Traditionen und gesellschaftlich geförderte Konzepte in Marmor gemeißelten Verhaltensregeln ist unser körpereigenes Sensorium, das uns rückmeldet, was der Körper, die Seele, der Geist brauchen, ziemlich zurückentwickelt und abgestumpft.

Will man das ursprüngliche fernöstliche Verständnis umsetzen und richtig anwenden, dann bedeutet dies, alte abstumpfende Verhaltensmuster, resultierend aus der erwähnten Rückentwicklung, durch gesündere zu ersetzen. Ich gebe Ihnen ein paar typische Beispiele aus dem Alltag:

Wir konsultieren erst einen Arzt, wenn es sich nicht mehr vermeiden lässt, statt uns regelmäßig untersuchen zu lassen oder gar prophylaktisch zum TCM-Arzt zu gehen. »Zu teuer, weil die Krankenkasse das nicht bezahlt!«, lautet das Standardargument. Verrückterweise fahren wir unseren Wagen aber sofort in die Werkstatt, wenn etwas daran nicht in Ordnung ist, und bezahlen selbstverständlich dafür. Der eigene Wagen ist ja auch wichtiger als der eigene Körper. Oder?

Wir essen, wenn wir Hunger haben, und zwar das, worauf wir »Lust haben«; trinken, wenn wir durstig sind, »was uns schmeckt« – anstatt dafür Sorge zu tragen, dass der Körper regelmäßig genährt werden muss, und zu schauen, welche Art des Nährens er braucht.

Wir machen Pausen oder legen uns aufs Ohr, wenn wir nicht mehr können, wenn wir erschöpft sind, statt uns regelmäßig Pausen zu gönnen und für ausreichend Schlaf zu sorgen, damit wir vital bleiben.

»Der Weg ist (zu erkennen), was den Körper erfüllt, doch die Leute sind außerstande, seinen Standort zu finden.«

(Nei Ye, Kapitel 3)[27]

Im Gegensatz dazu basieren die daoistischen Ideale *de* (chin. wörtlich »Tugend«) und *ziran* (chin. »der natürliche Mensch«) darauf, sich »im Fluss mit dem Sein« zu befinden; auf der Natur und Natürlichkeit, die allen Dingen innewohnt. Aber wir haben diese Natürlichkeit in irgendeiner Schublade verkramt, uns von ihr entfernt. Nun gilt es, dorthin wieder zurückzukehren. Aufgrund der verlorenen Harmonie und Interaktion innerhalb des Körpers müssen wir erst einmal Hilfestellungen leisten, die auf den ersten Blick unnatürlich scheinen, da Krücken etwas »Konstruiertes« darstellen, im Gegensatz zur Natürlichkeit. Aber was macht man mit einem Baby, das sich noch nicht selbst ernähren kann? Man füttert es!

Sie sehen, wie wesentlich der alltägliche Bezug ist, jenseits auch von spektakulären Übungspraktiken. Im Folgenden möchte ich Ihnen noch ein paar Anregungen zum Alltäglichen geben.

Lebenskontext

Wenn wir hin und wieder Bilanz ziehen, können wir entdecken, dass unser Lebenskontext, bestehend aus Arbeit, Familie, Beziehungen, Freundschaften, Interessen, Hobbys und sozialen Verpflichtungen, ein recht umfangreiches Sammelsurium ist. Ich verwende hier gern den Begriff Sammelsurium, weil es etwas Gewachsenes ist, recht komplex, immer wieder ist etwas hinzugekommen. All diese Aspekte beeinflussen unser Jing, unsere Essenz. Manche nähren uns, andere hingegen kosten eigentlich nur noch Kraft.

Vielleicht finden auch Sie sich in diesem Bild wieder, das mir in meinen jüngeren Jahren in Bezug auf mein Leben einfiel: Ich sah mich wie einen Jongleur im Zirkus, der Stäbe auf einen Tisch montiert und auf den Stäben Teller jongliert. Immer wieder kam ein weiterer Teller hinzu, und ich erfuhr mich selbst nur noch erschöpft um den Tisch herumrasend, um alle Teller oben zu halten, darum bemüht, alle »gesellschaftlichen Verpflichtungen zu erfüllen«.

Schauen auch Sie, welche Teller sie wirklich brauchen und welche gut für Sie sind, und nehmen Sie Teller, die ihren Zweck längst erfüllt haben, vom Tisch.

Das ist »soziales Fengshui«, und Fengshui ist letztendlich auch Qigong, Qigong in ihrem räumlichen Umfeld. Auch dort können wir eine Menge aufräumen und Energie freisetzen lassen.

Ernährung

Der zweite Punkt ist die Ernährung. Abgesehen davon, dass die Diätetik in den höheren Stufen des Stillen Qigong von besonderer Bedeutung ist: Unsere energetische Hauptaufnahmequelle ist die Ernährung. Um wieder ein Bild zu gebrauchen: Sie können die Lager Ihres Wagens noch so gut ölen, viel Geld in elektronische Raffinessen investieren und jede Woche in die Werkstatt zur Kontrolle fahren – wenn Sie nicht regelmäßig den richtigen Treibstoff tanken, fährt er keinen Meter, und wenn Sie auch noch am Öl sparen wollen, verabschiedet sich Ihr Motor irgendwann.

Ihre Küche oder das Restaurant Ihrer Wahl ist Ihre Tankstelle, und Ihr Essen ist Ihr Treibstoff. Jeden Tag, immer! Bitte machen Sie sich das bewusst, denn es ist »die Hälfte der Miete«. Warum? Schlicht und ergreifend, weil Sie nur dann Lebenskraft lenken und kanalisieren können, wenn genug davon da ist! Oder wollen Sie Flussbetten und Bachläufe für Ihr Qi in der Sahara ziehen?

Die gesunde Ernährung für jedermann gibt es nicht, da jeder Mensch entsprechend seiner Konstitution eine andere Ernährung braucht. Dafür gibt es TCM-Ernährungsberater und TCM-Ärzte. Dennoch aber ein paar grundsätzliche Tipps: Achten Sie auf gute Qualität und Frische Ihrer Nahrungsmittel. Je höher die Qualität und Frische, umso höher der Qi-Anteil. Nehmen Sie lieber fünf bis sechs kleinere Mahlzeiten zu sich als zwei große. Meiden Sie grundsätzlich Extreme, sowohl in der Menge an Nahrung als auch in der Art, wie zum Beispiel sehr süß, sehr scharf, sehr heiß, sehr kalt, sehr sauer. Alle Extreme kosten unnötiges Jing. Trinken Sie mindestens zwei bis drei Liter Flüssigkeit täglich, und meiden Sie populäre »Uppers and Downers« wie Kaffee, schwarzen Tee, Nikotin, Alkohol und andere Drogen. Kurzfristig mag Ihnen die Einnahme des einen oder anderen subjektiv wohltun, doch das täuscht letztendlich über den eigentlichen Zustand Ihres Körpers und Ihrer Psyche hinweg und bewirkt, dass Sie noch weniger spüren, was Sie eigentlich brauchen – und nur, wenn Sie spüren, was Sie brauchen, können Sie dafür Sorge tragen, dass Sie es auch erhalten.[28]

Extreme – wenn schon, dann aber richtig?

Richtig ja, aber nicht extrem. Ein beliebtes Verhaltensmuster unserer Gesellschaft sind Extreme. Es geht uns entweder »super« oder »mies«, wir essen bis zum Anschlag oder aber kaum etwas, wir sind fit oder k.o. Extreme sind gesellschaftlich anerkannt, weniger der Raum dazwischen. Dieser wird merkwürdigerweise eher pathologisch deklariert und verstanden. Kennen Sie das folgende Phänomen? Jemand fragt Sie: »Und, wie geht's?« Wenn Sie mit einem Extrem antworten, zum Beispiel: »Prima!«, oder: »Ich bin heute k. o.«, wird dies akzeptiert. Antworten Sie aber: »Nicht so gut, ich bin k. o.!«, dann ernten Sie ein erstauntes »Wirklich? Schade! Was ist denn los?« oder die besorgte Frage: »Erzähl, was ist denn los?« Offenbar werden die Extreme als normal gewertet, das ganze Spektrum dazwischen eher als verwunderlich.

Häufig erlebe ich bei Schülern und Zuhörern im Anschluss an meine Vorträge Reaktionen wie: »Ich werde ab jetzt ...« – Und dann folgt eine Aufzählung von Extremen, zum Beispiel jeden Tag Qigong machen, meine Ernährung komplett umstellen, ich muss meine Arbeit aufgeben etc.

Extreme bedeuten aber immer eine Belastung des Jing, der Essenz. Der Weg des Buddha aber ist der Weg der Mitte, und auch die Harmonie des Dao liegt nicht in den Extremen. Sie sind aber, wie erwähnt, gesellschaftlich oft weitaus anerkannter und selbstverständlicher als die Mitte. Eine unter Daoisten sehr populäre Geschichte verweist schön auf den Trugschluss von falschem Asketentum und einseitigem Verständnis:

Der Patriarch Wang Chongyang[29] unterwies seine Schülerin Sun Pu'er (die später auch eine Unsterbliche wurde) in der Inneren Alchemie. Diesmal zeichnete er einen Kreis und setzte einen Punkt in die Mitte. Sun Pu'er glaubte, diesen Lehrinhalt verstanden zu haben. Sie zog sich in die Eremitage zurück, fastete und übte strengste Enthaltsamkeit.

Wang Chongyang beobachtete dies eine Zeit lang, um dann eines Tages in ihrer Eremitage anzuklopfen und lachend zu sagen: »He, jetzt hör mal auf! Alle Methoden sind gleich gut und wurzeln alle im Wesentlichen. Steh auf, lass uns spontan sein! Du sitzt hier allein in deiner kalten Hütte und meditierst bis zum Abwinken. Was soll das? Hast du immer noch nicht verstanden, dass Yin allein kein Leben gebiert, dass Yang aus sich selbst heraus nicht seine Mitte finden kann? So, wie du den Weg gehst, werden Yin und Yang niemals zusammenkommen. Wie willst du einmal schwanger werden? Glaub mir, das Ding hier kann nun mal nicht ohne das da, und das da braucht nun mal dieses Ding!«

Sun Pu'er errötete und schämte sich sehr, doch letztendlich verstand sie doch die Lehre des Patriarchen. Den Körper zu kultivieren bedeutet nicht, sich der Natur zu widersetzen, sondern vielmehr, sich damit in Einklang zu bringen.

»Für alle ist der Weg des Essens jener:
Dich mit Nahrung zu überfüllen wird deine Lebensenergie
    schwächen
und bewirken, dass dein Körper sich verschlechtert.
Übereinschränkung deines Verbrauches bewirkt ein Austrocknen
    der Knochen und das Gerinnen des Blutes.
Die Mitte zwischen Überfüllung und Übereinschränkung:
Dies wird die ›harmonische Vervollständigung‹ genannt.«
(Nei Ye, Kapitel 23)[30]

Teil zwei
Die Praxis des Stillen Qigong

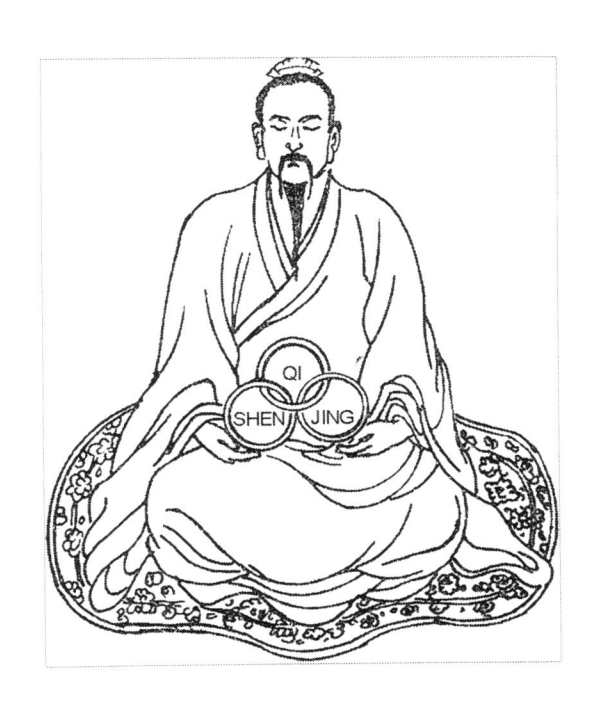

3 Anregungen zur Praxis

Theorie und Praxis bedingen sich, sind voneinander abhängig. Wenn Sie den Theorieteil verinnerlicht haben, dann können Sie nun – entsprechend dem zu Beginn des Buches erwähnten Beispiel mit dem Auto – den Zündschlüssel umdrehen und losfahren.

Im Folgenden werde ich verschiedene Formen des Stillen Qigong darstellen und Hinweise zur Praxis geben. Sich hinsetzen und über Stilles Qigong *lesen* ist das eine – es erfordert etwas Nachdenken und Reflektieren, aber es ist durchaus spannend und interessant. Sich hinsetzen und Stilles Qigong *praktizieren* ist etwas anderes. Wenn Sie lesen, haben Sie etwas in der Hand, Sie können sich damit auseinandersetzen. In der Praxis aber beginnen Sie mit nichts außer einem Berg von Erwartungen, Vorstellungen und Konzepten. Bitte tun Sie sich selbst einen Gefallen, und lassen Sie diesen Berg vor der Tür des Raumes, in dem Sie üben wollen.

Lassen Sie sich auf einen Neuanfang ein, auf einen Prozess, der Ihnen viele Wohltaten zu bringen vermag – wenn Sie es ihm erlauben. Einer meiner chinesischen Lehrer sagte einmal zu mir auf meine damals noch recht ungeduldige Frage, wann man denn von ersten Fortschritten und Auswirkungen sprechen könne: »Weißt du, Boddhisu, Qigong machen ist wie diese Papierblätter hier. Du legst eins über das andere, dann noch eins und noch eins, wieder eines, und nun fühle, ob es schon höher ist. – Nein, selbst wenn du zwanzig Blätter übereinanderlegst, fühlt es sich nach kaum mehr an, und doch: Schau dir die Bücher dort an. Sie sind dick und stark, du kannst dich darauf stellen, ja sogar Schränke und Wände darauf bauen. Aber es braucht seine Zeit, bis aus Blättern ein Buch wird!«

Raum und Atmosphäre

Sie brauchen weder Tempel noch fernöstliches Ambiente. Dennoch möchte ich Ihnen ein paar Ratschläge zur Praxisatmosphäre geben, basierend auf den Fragen vieler meiner Schüler.

Schaffen Sie sich einen geeigneten Platz für Ihre Praxis. Dies muss kein eigenes Meditationszimmer sein, es sollte aber auch nicht »einfach irgendein Platz« sein. So, wie wir unsere Werkstatt herrichten, so mag unsere Praxis gelingen oder auch erschwert werden. Wir haben die Wahl.

Finden Sie einen etwas abgelegenen Platz in Ihrer Wohnung zum Üben, ohne viel Dekor und Ablenkung. Er sollte nicht zu hell und nicht zu dunkel sein. Sorgen Sie dafür, dass Sie für die Zeit Ihrer Praxis nicht gestört werden. Wenn Sie mit halbem Ohr ständig beim Telefon, bei den Kindern oder bei der Haustürklingel sind, wird Ihre Übung wenig Früchte tragen. All dies ist eine Frage des rechten Zeitpunkts, von Absprachen und der Handhabung von »On/Off«-Schaltern von Telefon, Radio etc. Sorgen Sie für frische Luft und eine angenehme Raumtemperatur. Wenn Sie während des Übens frieren, wird Ihr Qi mehr mit der Temperaturregelung im Körper beschäftigt sein, als dass es sich lenken und leiten lässt. Wenn es zu warm ist, werden Sie träge und schläfrig, was der Konzentration nicht zuträglich ist.

Sitzen und Körperhaltung

Es ist essenziell für jede Praxis des Stillen Qigong, dass Sie über einen bestimmten Zeitraum relativ entspannt sitzen können. Es mag zwar sehr exotisch ausschauen, wenn Sie in einem halben oder vollen Lotussitz praktizieren, wenn dies aber zur Folge hat, dass Sie mehr oder minder verspannt eher mit der Position »kämpfen« als in ihr sitzen, dann hat dies zur Folge, dass Ihre Vitalenergie eher blockiert wird und nicht harmonisch fließt.

Wenn ich sage »relativ« entspannt, heißt dies, dass Sie gegebenenfalls auch einmal kleinere Unbequemlichkeiten in Kauf nehmen und nicht ins andere Extrem verfallen sollten, indem Sie sich eine »Kuschelecke« einrichten, denn diese würde wiederum zur Bequemlichkeit, Träumerei und Trägheit verführen.

Wie schon im ersten Teil erwähnt, gilt auch hier wieder die Empfehlung, Extreme zu meiden, sowohl in der einen als auch in der anderen Richtung. Das eine Extrem wäre, ignorant gegenüber dem Körper eine Haltung auf Biegen und Brechen einzuhalten; das andere, beständig auf der Suche nach Bequemlichkeit zu sein. Finden Sie auch im Sitzen die goldene Mitte.

Fällt Ihnen der volle oder halbe Lotussitz leicht, nehmen Sie ihn ein, denn er ist sehr stabil und fest. Fällt er Ihnen schwer, nehmen Sie den Viertellotussitz, den Burmesischen Sitz oder auch den Hocksitz ein.

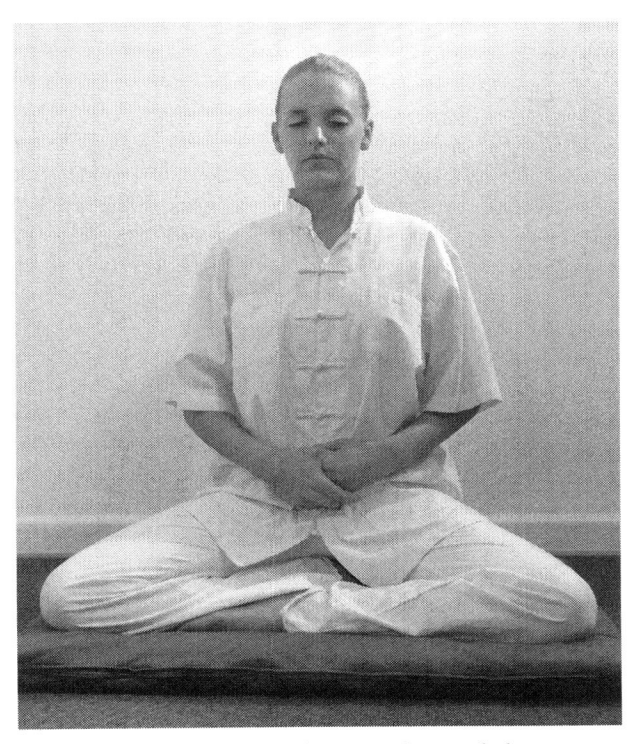

Stilles Qigong in der »burmesischen Sitzhaltung«

Als Sitzunterlage empfiehlt sich ein festes Meditationskissen, gefüllt mit Kapok oder Buchweizenhülsen, oder auch ein Sitzbänkchen. Läden für Meditationsbedarf und auch das Internet bieten ein weites Sortiment entsprechender Artikel, aus dem Sie sich das für Sie Passende aussuchen können.

Empfehlenswert ist weiterhin eine Sitzunterlage, ein Zabuton, doch eine gefaltete Decke reicht auch. Wenn Sie sehr hoch sitzen, leistet ein Tuch oder Schal, über Schoß und Oberschenkel gelegt, gute Dienste, um Ihre aufgelegten Hände zu halten, denn wenn Ihre Hände mehr oder minder von den Schultern gehalten werden müssen und nicht aufliegen, verspannt sich der Schulterbereich zunehmend.

Bei Rücken- oder Gelenkleiden ist es auch möglich, zum Sitzen auf einen Stuhl auszuweichen.

Sitzen Sie aufrecht, verbunden mit der Vorstellung, dass Sie vom Bauchnabel abwärts mit der Erde, vom Bauchnabel aufwärts mit dem Himmel verbunden sind. Es ist so, als wolle der Punkt Baihui[31] auf ihrem Kopf in den Himmel wachsen. Durch diese Vorstellung wird die Wirbelsäule leicht gestreckt und aus ihrer Stauchung gelöst. Achten Sie liebevoll darauf, dass Sie die Haltung nicht mit Muskelspannung »halten«, denn jede Anspannung bedeutet zugleich energetische Blockade. Legen Sie die Hände, an den Unterbauch herangezogen, in Form des Yin-Yang-Mudras zusammen.

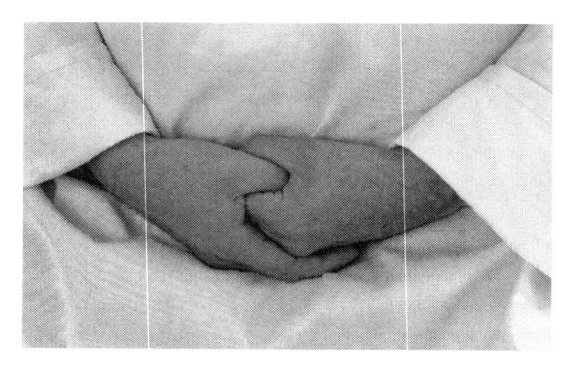

Yin-Yang-Mudra im Stillen Qigong

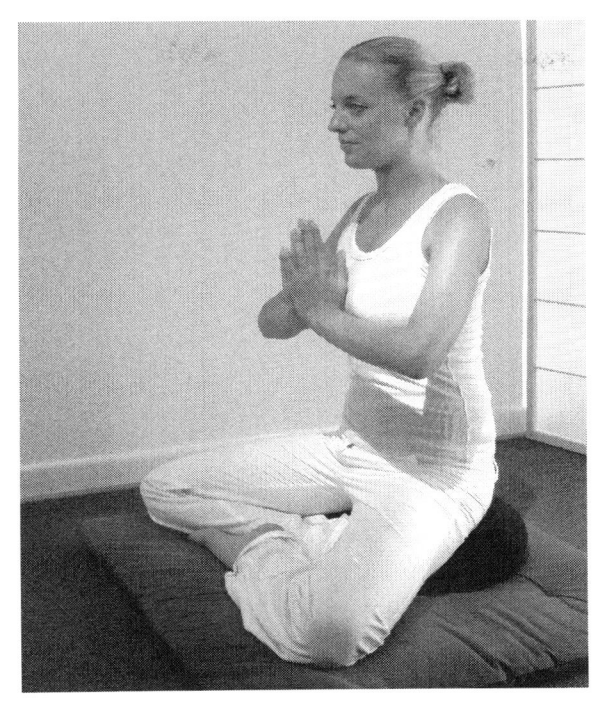

*Eine typische Haltungsgeste zu Beginn und
zum Abschluss einer Übung*

Achten Sie darauf, dass die Zunge am oberen Gaumenrand der Schneidezähne locker anliegt, um den Ren- und Du-Meridian verbunden zu halten.

Zum Beginn ihrer Übungen wärmen Sie den Körper durch eine leichte Gymnastik, einige Lockerungsübungen, oder auch mittels der Shi'er-duanjin-Übungen (chin. Zwölf Brokatübungen)[32] auf. So ist der Körper auf die Meditationspraxis gut vorbereitet. Beenden Sie Ihre Übungssequenz ebenso mit ein paar Lockerungsübungen oder den oben genannten Brokatübungen.

Bevor Sie mit den Übungen beginnen, beachten Sie Folgendes: Treten Sie bewusst, vielleicht mit einem Zeichen wie einer markanten Handbewegung, in die Übung ein, und treten Sie abschließend ebenso bewusst wieder mit einem Signal aus der Übung heraus.

Das ist wichtig, denn geschieht dies nicht klar und bewusst, kommt es zu Überschneidungen, die in Irritationen münden können. Um ein Bild zu gebrauchen: Sie öffnen Ihre Fenster und Türen, um gut durchzulüften. Lassen Sie aber alles offen, kann es zu unliebsamen Überraschungen kommen. Das populärste und verbreitetste Zeichen ist wohl das Zusammenlegen der Hände vor der Brust und eine leichte Verneigung

Sammeln und Bewahren

Qigong und das tägliche Leben sind nicht verschieden. Dies gilt auch für zwei wesentliche Aspekte des Qigong: das Sammeln und Bewahren. Wir nehmen Energie auf, und wir wollen diese gesammelte Energie aufbewahren, damit sie uns später bei Bedarf zur Verfügung steht. Schauen wir jedoch genauer hin, können wir in unserem täglichen Leben entdecken, dass wir dies selten tun. Zumeist sind wir eher damit beschäftigt, den wenigen Sprit, den wir im Tank haben, schnell wieder zu verfahren. Wir sind dann wie ein Obstpflücker, der den ganzen Tag versucht zu ernten, aber nicht sieht, dass sein Korb unzählige Löcher hat.

Sammeln bedeutet hier, sich bewusst und ganz auf die Übung zu konzentrieren, sich darauf einzulassen. Je mehr ich dies umsetze, umso mehr sammle ich. Es gibt aber auch jede Menge Obstpflücker, die mehr mit dem Sammelkorb beschäftigt sind und die meiste Zeit in den Korb starren, um zu sehen, ob es schon mehr geworden ist, statt zu sammeln.

Das Bewahren hat zwei Aspekte. Der erste ist direkt auf die Übungspraxis bezogen. Lassen Sie Ihr Qi nach dem Übungsablauf zunächst ganz sinken, und richten Sie Ihre Aufmerksamkeit auf das untere Dantian (Zentrum kurz unterhalb Ihres Bauchnabels), um das Sinken zu fördern.

Erst wenn Sie das Gefühl haben, vollkommen zur Ruhe gekommen zu sein, wenn Sie innerlich wieder »gelandet« sind, hat das Qi »Bodensatz« bekommen und ist gegründet. Nehmen Sie sich immer

3 Anregungen zur Praxis

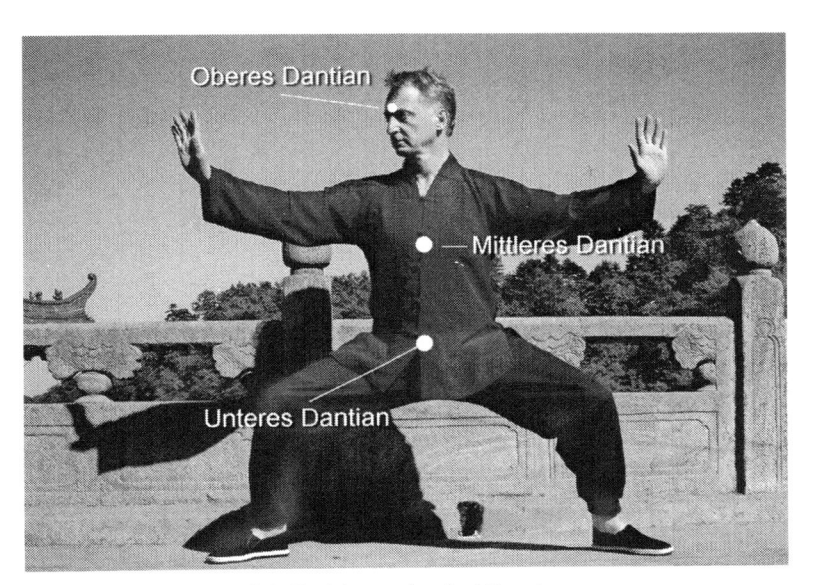

Die Positionen der drei Dantian

diese Zeit – es erfordert in der Regel nur rund drei bis fünf Minuten. Dies schließt die »Löcher« in Ihrem Obstsammelkorb. Wenn sie direkt nach der letzten Übungssequenz aufstehen, den Wagen waschen, die Spülmaschine ausräumen, dann heben Sie den Obstkorb hoch, ohne die Löcher verschlossen zu haben, und die mühsam geernteten Früchte purzeln auf den Boden.

In der Praxis äußert sich dies in Rückmeldungen, wie ich sie manchmal von Praktizierenden höre: »Komisch, nach dem Qigong kriege ich oft nichts auf die Reihe. Ich war danach noch schnell einkaufen und hab' die Hälfte vergessen, stattdessen aber hab' ich Sachen gekauft, die ich schon zu Hause hatte oder gar nicht brauchte!« Oder: »Ich fühle mich nach dem Üben immer so benebelt!«

Vielleicht werden Sie jetzt anmerken: »Er hat aber immer noch nicht gesagt, wie man richtig ›abschließt und bewahrt‹, oder?« – Doch, das Wesentliche habe ich Ihnen bereits genannt. Zwar könnte ich an dieser Stelle sehr komplexe exotische Bewegungen und Imaginationsfolgen aufführen, die je nach Schule verschieden sind, aber alle den gleichen Zweck haben. Wenn Sie jedoch das Wesentliche be-

achten, ist es egal, welche Form Sie dazu verwenden. Sie können Tee aus einer Tasse, einem Becher, einer Flasche oder auch mit dem Löffel trinken; Hauptsache, Sie trinken den Tee. Andererseits sind Tassen, Becher und andere Utensilien kein Garant für den Inhalt, den Tee.
Sorgen Sie also gut für Ihre Ernte, und bewahren Sie Ihr Qi – allerdings nicht bis zum Sankt Nimmerleinstag. Wird das Qi nicht bewegt, ist es nicht im Fluss, beginnt es wie Wasser zu faulen. Setzen Sie Ihre Energie bedacht zum Wohle aller ein, im Einklang mit dem, was Sie selbst sind, und ebenso im Einklang mit dem Sein, welches Sie umgibt, von dem Sie nicht getrennt sind.

»Bewahre sie (das Qi) sorgfältig, und verliere sie nicht: Dies wird ›die innere Kraft entwickeln‹ genannt.«

(Nei Ye, Kapitel 2)[33]

Hilfsmittel

Kleine Kissen, unter die Knie gelegt, können Ihnen dabei helfen, etwas bequemer und vor allem stabiler zu sitzen. Wichtig ist, dass Ihr Rumpf auf einem stabilen Sockel ruht, gebildet von drei Punkten (Gesäß und beide Knie). Ist einer von den dreien nicht fest oder schwebt halb in der Luft (Knie), wird die Position instabil und führt leichter zu Verspannungen, resultierend aus dem körperlichen Bedürfnis, der Instabilität durch Anspannung etwas entgegenzusetzen. Jede Anspannung aber ist gleichzeitig auch ein Stau der Lebensenergie im Körper.

Zum Zählen der Atemzüge, vor allem bei längeren Sequenzen (36 oder 108), hilft eine Mala, eine »Gebetskette« aus entsprechend vielen Perlen, mit deren Hilfe Sie Atemzug für Atemzug eine Perle weiter durch die Hand gleiten lassen, bis Sie zu der einen größeren Perle gelangen, die das Ende der Sequenz anzeigt. Solche Ketten gibt es in entsprechenden Geschäften, doch können Sie sie auch selbst anfertigen. Eine selbst gebastelte Mala ist eine wunderbare Vorbereitung auf die Qigong-Praxis, das Basteln selbst eine Meditation für sich, und nicht zuletzt ist solch eine Kette weitaus energetischer als eine gekaufte. Passende Holzperlen finden Sie in jedem Bastelladen.

Kontinuität

Natürlich ist es möglich, dass Sie Übungen des Stillen Qigong nach Lust und Laune durchführen, weil es Ihnen guttut und Spaß macht. Um jedoch wirkliche Tiefe, essenzielle Veränderungen zu erreichen, ist es notwendig, eine regelmäßige Übungspraxis zu entwickeln. Welche Übungsform Sie wählen, hängt ganz von Ihren persönlichen Bedürfnissen ab; auch den Übungsumfang können Sie selbst gestalten.

An dieser Stelle möchte ich kurz zwei Beispielmodelle skizzieren. Vielleicht entdecken Sie ja beim Ausprobieren der verschiedenen Übungsformen Ihre Lieblingsübung, die Sie von nun an täglich für zwanzig bis dreißig Minuten praktizieren?

- Wenn Sie ein Ziel anstreben, zum Beispiel nach einer Erkrankung wieder Stabilität zu gewinnen oder in einer Phase der Erschöpfung und Anspannung wieder zu Ruhe und Kraft zu gelangen, empfehle ich Phasen einer bestimmten Praxis. Das bedeutet, dass Sie sich eine Übung heraussuchen und diese für einen bestimmten Zeitraum, zum Beispiel vier bis acht Wochen lang, täglich üben.
- Eine hohe Intensivierung erreichen Sie, wenn Sie beispielsweise über ein Wochenende, eine Woche oder auch zwei, täglich drei Stunden über den Tag verteilt üben.

Entdecken Sie, dass Sie selbst gestalten können, dass Sie Ihre Kultur der Stille Ihrem Vermögen und Ihren Bedürfnissen entsprechend entwickeln können.

Sie sollten dabei jedoch beachten, sich weder zu unterfordern noch zu überfordern und die Ihnen entsprechende gesunde Mitte zu finden. So ist das Gestalten solch eines Übungsplanes schon eine wichtige Aufgabe und Übungspraxis.

4 Einfache Praktiken des Stillen Qigong

Der reinigende Atem

Diese Übung des Stillen Qigong hat eine beruhigende, klärende und heilsame Wirkung. Sie werden die Verbindung zwischen Ihnen und dem gesamten Sein bewusster wahrnehmen. Der Atem versorgt unseren Körper und Geist mit Qi, massiert und reguliert die inneren Organe und ist unsere direkte Verbindung zwischen innen und außen.

Vorbereitung

Nehmen Sie Ihre Sitzposition ein, und entspannen Sie sich. Kommen Sie allmählich zur Ruhe und zu innerer Stille, und lassen Sie aufsteigende Gedanken ruhig weiter dahinziehen. Realisieren Sie, dass Sie über Ihren Atem mit dem gesamten Sein verbunden sind. Ihr Atem ist das Bindeglied zwischen innen und außen. Und außerhalb von Ihnen ist jede Menge reinster Lebenskraft, vitaler Energie, überall. Über Ihren Atem sind Sie mit diesem Quell verbunden.

Spüren Sie nun, wie Ihr Atem sanft dahinzieht, beobachten Sie ihn eine Weile, ruhig und entspannt, Sie müssen nichts dazu beitragen, es geht alles von selbst. Bleiben Sie allein aufmerksam, den Atem passiv beobachtend, wie er den Körper verlässt, ausströmt, um dann wieder einzufließen, Körper und Lungen zu füllen.

Methode A
Spüren Sie nun in die Region Ihres Körpers hinein, die Ihnen Leid verursacht, schmerzt, krank ist und Unbehagen bereitet. Es kann auch ein Ihnen unangenehmes Gefühl sein, das Sie nicht zur Ruhe kommen lässt (Trauer, Wut, Trübsal ...). Stellen Sie sich dieses Kranke, Alte, Verbrauchte oder Unangenehme als dunkeltrübes Licht vor,

und visualisieren Sie mit jedem Atemzug, wie Sie es ausatmen, wie es mit jedem Ausatmen den Körper verlässt. Zählen Sie diese reinigenden, entleerenden Atemzüge, bis Sie bei 36 angelangt sind. Dann machen Sie eine Pause und sitzen weiterhin einfach ruhig und entspannt.

Imaginieren Sie nun die Sie umgebende reine Lebenskraft als reines, strahlendes weißes Licht. In Ihrer Vorstellung beobachten Sie, wie Ihr Körper mit jedem Atemzug zunehmend von diesem Licht erfüllt wird. Zählen Sie diese reinigenden, vitalisierenden Atemzüge, bis Sie bei 36 angelangt sind. Dann machen Sie eine Pause und sitzen einfach ruhig und entspannt. Wiederholen Sie diese Sequenz beliebig oft.

Methode B
Nutzen Sie die gleichen Vorstellungsbilder wie in Methode A, zählen Sie wie oben die Atemzüge, wechseln Sie jedoch jeweils die Vorstellung, das heißt, bei jedem Einatmen spüren und imaginieren Sie das reine weiße Licht, das Sie mit jedem neuen Atemzug erfüllt; bei jedem Ausatmen spüren Sie, wie Altes, Krankes, Verbrauchtes und Unangenehmes mit jedem Ausatmen den Körper verlässt.

Methode C (Synthese)
Wenn Sie mit beiden Methoden vertraut sind, gehen Sie über zur Synthese, indem Sie zunächst, wie in A beschrieben, 36-mal reinigen, anschließend 36-mal vitalisieren und dann 36-mal mit B, dem Wechselatem, abschließen.

Abschließend verweilen Sie noch etwas in entspannter, gelöster Haltung und beenden dann die Praxis mit Ihrer Anfangs- und Abschlussgeste.

Für alle Varianten der Übung des reinigenden Atems können Sie zur allgemeinen Gesundheitsprophylaxe die Vorstellungen krank, verbraucht und alt verwenden. Darüber hinaus können Sie jedoch auch konkrete Aspekte ansprechen und bearbeiten. Beispielsweise können Sie bei einem populären Infekt imaginieren, wie all die Krankheitskeime Sie verlassen und wie andererseits Ihr Immunsystem, die Armee, die für Sie kämpft, mit jedem Atemzug gestärkt wird. Oder lassen Sie so angestauten Ärger, Wut oder Unrast dahinziehen und stattdessen Frieden und Harmonie einkehren.

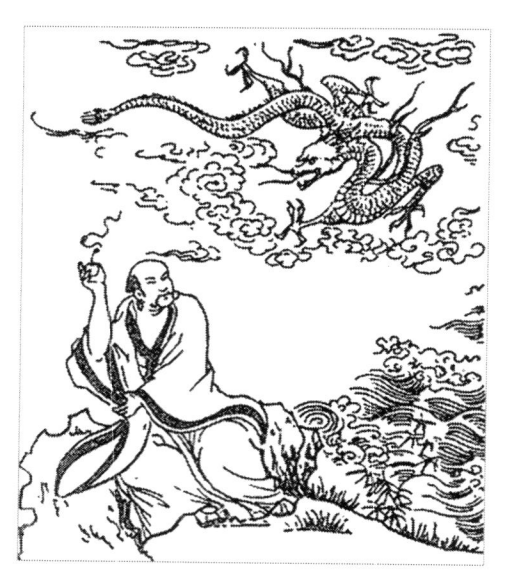

Der Atem des Grünen Drachens

Der Drache ist das Symbol für Li, das Feuer

Diese Übung des Stillen Qigong bewirkt eine Verstärkung des *Li*-Aspektes, des inneren Feuers. Sie kurbelt das Wai-Qi (Abwehr-Qi) an, ihr Immunsystem, und ihre Wirkrichtung ist von innen nach außen. Wenn Sie zum Beispiel nach einem längeren Spaziergang vom Regen durchnässt sind und innerlich frösteln, dann ist dies eine willkommene Übung, die eine sich ansonsten anschließende Erkältung wieder austreibt; ebenso, wenn Sie eine längere Form der Stille oder Stagnation hinter sich haben, zum Beispiel eine nicht enden wollende Sitzung, nachklingende »Winterstimmung« oder Ähnliches. Diese Übung nährt den aktiven Yang-Anteil in Ihnen und bringt Sie wieder »an den Start«.

Praxis
Nehmen Sie hierzu die Sitzposition ein, die Ihnen liegt, und machen Sie es sich bequem. Legen Sie Ihre Hände auf die Oberschenkel, die Handinnenseiten nach oben gewandt. Entspannen Sie sich, und beginnen Sie mit ein paar Minuten der Leere, Stille. Richten Sie Ihre Aufmerksamkeit nach innen.

Daraufhin beginnen Sie mit der sogenannten umgekehrten Atmung. Hierbei hebt sich der Brustkorb leicht bei der Einatmung, der Bauch geht zurück, während bei der Ausatmung der Atem den Bauch sich ausdehnen, weiten lässt. Das Zwerchfell hebt sich bei der Einatmung, senkt sich nach unten bei der Ausatmung. Stellen sie sich dabei vor, wie sich Ihr Qi beim Einatmen in Ihrer Körpermitte und im Zentrum Ihrer Gliedmaßen bündelt und beim Ausatmen aus der Mitte heraus nach außen strahlt. In Ihrer Vorstellung ziehen Sie dabei leicht Ihren Anus an. Vollziehen und zählen Sie jeweils 36 Atemzüge als Einheit, und fügen Sie nach Bedarf Einheiten hinzu.

Schließen Sie die Übung ab, indem Sie eine bis drei Minuten normal und entspannt weiteratmen und Ihre Aufmerksamkeit ganz auf dem Dantian ruhen lassen. Beenden Sie die Übung mit einer Abschlussgeste.

Der Atem des Weißen Tigers

In seiner Art verwandt mit der Übung des Grünen Drachens bewirkt der Atem des Weißen Tigers eine Verstärkung des Kan-Aspektes, des inneren Wassers.[34] Er vermag ein aufgebrachtes Gemüt zu kühlen, zur Ruhe zu bringen und das Yin-Qi zu nähren. Wenn Sie zum Beispiel noch »aufgedreht« sind, innerlich nicht zur Ruhe kommen, dann kann diese Praxis Sie erden und versetzt Sie in die Lage, wieder innere Einkehr zu halten.

Der Umgang mit den beiden Aspekten Kan und Li ist später in der fortgeschrittenen alchemistischen Praxis von wesentlicher Bedeutung, denn dort geht es unter anderem darum, den Drachen mit dem Tiger zu verschmelzen, sie zu verbinden.

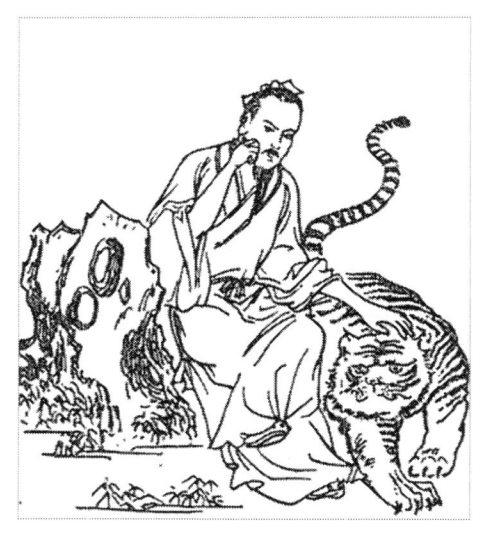

Der Tiger ist das Symbol für Kan, das Wasser

Praxis
Nehmen Sie hierzu die Ihnen angenehme Sitzposition ein, und machen Sie es sich bequem. Legen Sie Ihre Hände auf die Oberschenkel, Handinnenseiten nach oben. Entspannen Sie sich, und beginnen Sie mit ein paar Minuten der Leere, Stille. Richten Sie Ihre Aufmerksamkeit nach innen.

Beginnen Sie nun aufmerksam mit der entspannten Bauchatmung. Wenn Sie einatmen, füllen sich Ihre Mitte und Ihr Bauch wie eine Tüte, in die Sie Wasser gießen; wenn Sie ausatmen, zieht sich der Bauch wieder etwas zusammen. Spüren und imaginieren Sie, wie das Qi, kühlendem Wasser gleich, in Ihrem Körper sanft und gleichmäßig dahinfließt und sich verteilt.

Schließen Sie die Übung ab, indem Sie eine bis drei Minuten normal und entspannt weiteratmen und Ihre Aufmerksamkeit ganz auf dem Dantian ruhen lassen. Beenden Sie die Übung mit einer Abschlussgeste.

Den Himmel öffnen

Dies ist eine recht einfache, aber wirksame Übung. Sie eignet sich besonders dann, wenn Sie sich verwirrt, unkonzentriert oder benebelt fühlen oder tausend Gedanken durch Ihren Kopf kreisen – ich bin sicher, Sie kennen diesen Zustand.

Praxis
Nehmen Sie die Sitzposition Ihrer Wahl ein, ordnen Sie Ihre Haltung, und kommen Sie, so gut das in diesem Moment geht, zur Ruhe. Zählen Sie Ihre Atemzüge bis 108 (sollten Sie aus irgendeinem Grund den Faden verlieren, beginnen Sie bitte von vorn). Bei 108 angekommen, halten Sie einen Moment inne und stellen sich nun vor, wie über Ihrem Kopf dichte Wolken hängen. Mit einem kräftigen Einatmen heben Sie imaginativ die Hände und reißen die Wolken auseinander, so dass der blaue Himmel und die wärmende Sonne auf Sie und Ihren Kopf niederstrahlen. Verweilen Sie in dieser Vorstellung für fünf bis fünfzehn Minuten, und genießen Sie die geistige Klarheit, die sich hierdurch einstellt. Bei Bedarf können Sie diesen Zyklus auch wiederholen.

Abschließend verweilen Sie noch etwas in entspannter, gelöster Haltung und beenden dann die Praxis mit Ihrer Anfangs- und Abschlussgeste.

Diese Übung bewirkt, dass das im Kopf angestaute Qi gesenkt wird und das erhitzte Herz, welches oft Ursache für solche Zustände ist, gekühlt wird.

Das innere Lächeln

Diese Qigong-Methode ist ebenso einfach wie effektiv. Sie hat eine lange Tradition und wird unter verschiedenen Namen in diversen Traditionen gelehrt.

Praxis
Nehmen Sie die Ihnen bequeme Sitzposition ein, und kommen Sie

allmählich zu innerer Stille. Nun beginnen Sie mit der inneren Suche nach etwas, das Sie an sich mögen, das Sie schätzen, lieben. Dies kann alles Mögliche sein: eine Eigenschaft, die Sie haben, oder auch die Erinnerung an einen wunderschönen Moment in Ihrem Leben – Sie werden bald etwas finden.

Nun betrachten Sie es, und entdecken Sie das warme, liebevolle Gefühl in Ihrer Brust, dieses liebevolle Lächeln, dieses goldene Licht, das beim Betrachten entsteht. Lassen Sie dieses Lächeln sich über Ihren gesamten Körper ausdehnen. Jeder Körperteil, jedes Organ wird erfüllt davon. Jede Zelle in Ihrem Körper lächelt nun. Fühlen Sie es, genießen Sie es für eine Weile (drei bis zehn Minuten).

Nun wenden Sie in Ihrer Vorstellung Ihre Aufmerksamkeit nach außen und lassen innerlich Bilder all der Dinge aufsteigen, die für Sie durch die gleiche Energie charakterisiert sind. Das mögen die wärmenden Sonnenstrahlen sein, ein Sonnenuntergang, eine wunderbare Landschaft oder auch ein liebevolles Lächeln von Menschen, die sie mögen. Es sind alles Dinge, die Ihnen geschenkt werden, die um Sie herum da sind, jetzt, überall. Spüren Sie nun dieses warme, liebevolle Lächeln auch um sich herum, spüren Sie, wie dieses goldene Licht auch um Sie herum strahlt. Genießen Sie dies eine Zeit lang (drei bis zehn Minuten).

Im nächsten Schritt erinnern Sie sich und werden gewahr, wie Ihr Atem Innen und Außen verbindet. Spüren Sie nun, wie sich inneres und äußeres Lächeln, inneres und äußeres goldenes Licht bei jedem Atemzug miteinander verbinden (drei bis zehn Minuten). Hierdurch sind Ihr inneres Lächeln und Leuchten noch intensiver geworden.

Lassen Sie nun dieses goldene Lächeln durch Ihren Körper wandern, lassen Sie jede Region, jedes Organ davon erfüllt werden. Schwachen oder erkrankten Regionen widmen Sie Ihre besondere Aufmerksamkeit. Bald ist Ihr ganzer Körper von diesem inneren Lächeln durchdrungen; er strahlt golden, und sein Licht erfüllt auch den Raum um Sie herum. Verweilen Sie eine Zeit lang in dieser inneren Haltung, und genießen Sie das heilende, wohlwollende Licht in und um sich.

Zum Abschluss atmen Sie zehnmal aus und ein. Stellen Sie sich bei jedem Atemzug vor, wie das Licht sich in Ihrer Mitte verdichtet, zurückzieht und zum Abschluss als kleines inneres Leuchten zurückbleibt, um von dort aus weiter leise zu strahlen.

Alternative
Sie vollziehen die Übung in der oben angegebenen Weise, gehen aber weiter: Nachdem Sie das Leuchten in und um sich entfaltet haben, wenden Sie Ihre Aufmerksamkeit einem Menschen zu, den Sie mögen, und/oder der leidet. Lenken Sie nun das goldene Leuchten auf diese Person, lassen Sie das innere Lächeln auf sie übergehen und auch sie erfüllen. Verweilen Sie eine Weile in diesem Prozess, bis auch Ihr Gegenüber in Ihrer Vorstellung vom Licht erfüllt ist.

Vertiefung
Zusätzlich zur komplexeren Alternative können Sie diese Praxis noch intensivieren und erweitern. Wie oben beschrieben, lassen Sie zunächst sich selbst mit dem Licht erfüllen, dann einen Menschen, dem Sie liebevoll zugewandt sind.

Nun wählen Sie einen anderen Menschen aus, jemanden, der Ihnen vielleicht nicht so zugewandt ist. Vielleicht haben Sie sich über ihn geärgert, vielleicht hat er Sie gekränkt oder verletzt. Dennoch ist dieser Mensch ein Wesen, das letzten Endes auch nur Liebe sucht. Lassen Sie Ihr Licht auch auf ihn übergehen, möge auch dieser Mensch glücklich werden.

Diese Praxis des Stillen Qigong mag buddhistisch ausgerichteten Praktikern auch als Metta Bhavana (Pali; Meditation der Liebenden Güte) bekannt sein. Einfach erklärt, bewirkt sie Folgendes: Oftmals dominieren krankheitsauslösende Qi-Konstellationen unser Allgemeinbefinden. Durch die oben genannte Übung wird unsere Aufmerksamkeit auf die gesunden, heilenden Anteile verlagert, und diese werden aktiviert. Dann verbinden wir sie mit dem uns umgebenden universalen Qi, und die Verlagerung des Qi verändert sich hin zum Ausgleich, zum Positiven, zum Heilsamen.

Das Herz-Qi wird befriedet und genährt, was wiederum dazu führt, dass unser Geist, dessen Sitz im Herzen ist, klar wird. Auch diese Klärung nährt den Prozess der Balance, der Heilung.

5 Wuji-Übungen

Wichtig hierzu ist, dass Sie eine Vorstellung davon haben, was *wuji* bedeutet, und dass Sie das entsprechende Kapitel im Theorieteil (siehe Seite 65 ff.) gelesen haben.

Zunächst möchte ich Ihnen eine kleine Vorübung anbieten, über die Sie sich ein wenig in Wuji hineinspüren können, auch wenn sie nicht unbedingt dem Stillen Qigong zuzurechnen ist.

Den Alltag neu entdecken

Von dort aus, wo Sie gerade sitzen, versuchen Sie, die Sie umgebende Welt aus der Sicht des Wuji zu sehen: so, wie sie ist, ohne Konnotationen, Etiketten, Kommentare oder Interpretationen, ein paar Minuten lang. Oder machen Sie einen Wuji-Spaziergang durch die Innenstadt, durch den Wald, ganz nach Belieben, wo auch immer Sie möchten (allerdings sollten Sie keine Straße überqueren). Oder begegnen Sie einem Menschen, irgendwann, irgendwo, und nehmen Sie ihn aus Wuji heraus wahr, einfach so, wie er/sie ist.

Sie werden hierbei mindestens zwei wesentliche Erfahrungen machen: Die eine ist, dass es nicht gerade leicht ist, diesen Zustand längere Zeit aufrechtzuerhalten, und die andere, dass sich einem hier offenbar eine vollkommen andere Welt auftut.

Zur ersten Erfahrung: Richtig, deshalb bedarf es auch längerer Übungspraxis, um diesen Zustand aufrechtzuerhalten.

Zur zweiten Erfahrung: Diese Welt ist die eigentlich reale, während unsere »alltägliche« im Grunde eine Matrix, ein geschriebenes Programm unserer Konzepte ist.

Tiefer gehende Wuji-Übungen und Wuji-Praxis des Stillen Qigong

Zuowang-Sitzen

Nehmen Sie eine bequeme Sitzhaltung ein, die Sie über rund fünfzehn Minuten ohne große Mühe halten können. Wenn Sie mit einer Zen-Haltung vertraut sind, umso besser, wenn nicht, ist es auch kein Problem.

Zuowang bedeutet »Sitzen und Vergessen«. Wenn Sie sich nach einigen Minuten an das Sitzen gewöhnt haben, wechseln Sie in den Wuji-Zustand, das heißt, Sie »vergessen« alle Konzepte, Ziele und Zuschreibungen, die Ihnen vielleicht normalerweise durch den Kopf gehen, während Sie sitzen. Einfach nur da sein, so sein und alles um Sie herum schon wahrnehmen (also nicht dösen oder träumen), jedoch ohne Kommentare, ohne geistiges Kommentieren.

Beginnen Sie mit fünfzehn Minuten, und dehnen Sie diese Übung allmählich auf 30 oder 45 Minuten aus. Sie sollten sich nicht wundern, geschweige denn Ihre Praxis als Misserfolg verurteilen, wenn zwischendurch Gedanken auftauchen oder Sie sich beim »Sinnieren« erwischen. Das ist normal. Doch sobald Sie es bemerken, kehren Sie wieder zu Wuji zurück.

Die Wuji-Kugel

Nachdem Sie sich, wie oben, einen Sitzplatz bereitet haben, entspannen Sie sich und kommen innerlich zur Ruhe. Imaginieren Sie nun in ihrem Dantian (Zentrum kurz unterhalb Ihres Bauchnabels) eine Kugel, in der sich Wuji ausbreitet. Nehmen Sie es zunächst als Raum und Licht wahr. Lassen Sie diese Kugel nach einiger Zeit wachsen, bis sie Ihren Körper umschließt. Nach einer Weile lassen Sie diese Kugel sich weiter ausdehnen, so weit, dass sie alles, die ganze Welt, einschließt.

Verweilen Sie zunächst zehn Minuten in diesem Wuji-Raum, und dehnen Sie den Zeitraum in der Folge Ihrer Praxis allmählich aus.

Zum Abschluss der Übung lassen Sie den Kreis wieder schrumpfen, so dass er zunächst nur noch Ihren Körper einschließt, dann nur

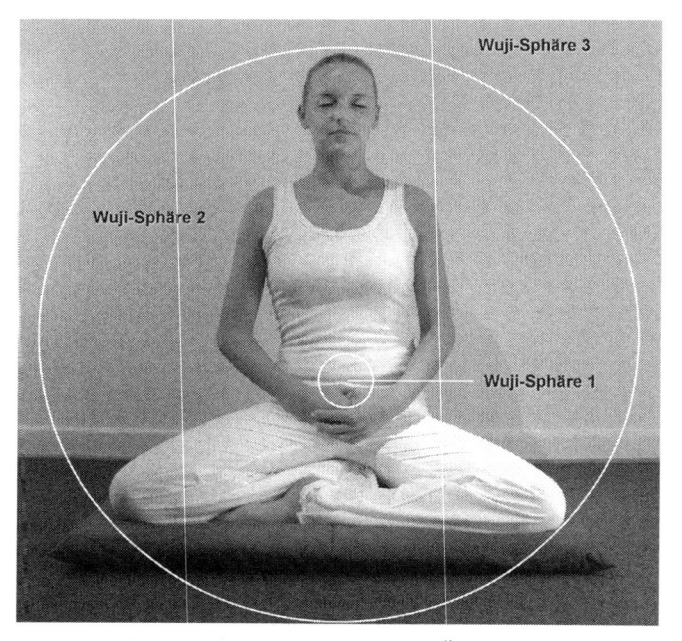

Die drei Sphären der Wuji-Übung

noch die Kugel in Ihrem Dantian, und zum Abschluss lassen Sie auch die wieder verschwinden.

Die hundert Punkte mit dem Universum verbinden

Diese Praxis, auf Chinesisch *bai xue qi kai* genannt, dient, vereinfacht formuliert, der Qi-Aufnahme, bei der Sie Vitalenergie aus dem gesamten Sein schöpfen. Ich sage deshalb »vereinfacht formuliert«, da es letzten Endes so nicht ganz zutrifft. Die Überschrift macht es deutlich: »mit dem Universum verbinden«. Im Grunde sind wir ein Teich im unendlichen Meer des Seins, verbunden und eins mit dem gesamten Meer. Aufgrund unseres Bewusstseins und unserer Konzepte aber trennen wir innerlich zwischen uns und dem Sein. Damit sind wir nicht mehr ein Teich, sondern eher ein leerer, verschlossener Plastikkanister. Öffnen wir aber das Gefäß, kann uns die

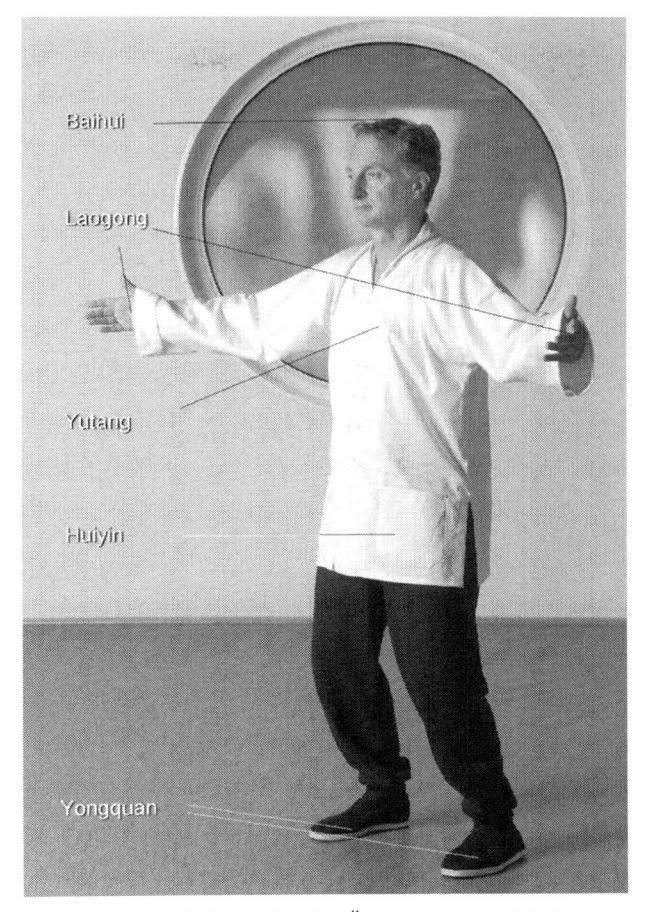

Die Leitbahnpunkte der Übung Bai xue qi kai

Kraft durchfluten, und wir werden eins mit ihr. Diese Übungsform lernte ich von Meister Yue Tongke, dem Heiler aus Beijing, den ich zu Beginn des Buches schon erwähnte.

Praxis
Nehmen Sie eine bequeme Sitzposition ein. Entspannen Sie sich, und richten Sie Ihre Aufmerksamkeit nach innen. Dort angekommen, beginnen Sie mit folgender Übung:

- *Laogong*: Spüren Sie die Laogong-Punkte in Ihren Handinnenflächen. Wenn Sie sie spüren können, fahren Sie fort, indem Sie nun mit Ihrem inneren Auge, in Ihrer Vorstellung, beide Punkte sehen. Wenn Sie sie fühlen und sehen können, stellen Sie sich vor, wie sich beide Punkte öffnen, durchlässig werden für das Qi des Seins.
- *Yongquan*: Spüren Sie die Yongquan-Punkte unter Ihren Fußsohlen. Wenn Sie sie spüren können, fahren Sie fort, indem Sie nun mit Ihrem inneren Auge, in Ihrer Vorstellung, beide Punkte sehen. Wenn Sie sie fühlen und sehen können, stellen Sie sich vor, wie sich beide Punkte öffnen, durchlässig werden für das Qi des Seins.
- *Huiyin*: Spüren Sie den Huiyin-Punkt zwischen Anus und Geschlechtsteilen. Wenn Sie ihn spüren können, fahren Sie fort, indem Sie nun mit Ihrem inneren Auge, in Ihrer Vorstellung, den Punkt sehen. Wenn Sie ihn fühlen und sehen können, stellen Sie sich vor, wie sich der Punkt öffnet, durchlässig wird für das Qi des Seins.
- *Baihui*: Spüren Sie den Baihui-Punkt mitten auf Ihrem Kopf (stellen Sie sich eine Linie von der Nasenwurzel zum Hinterkopf vor. Eine andere, die von einem Ohr zum anderen verläuft, kreuzt die erste Bahn. Dort ist der Baihui). Wenn Sie ihn spüren können, fahren Sie fort, indem Sie nun mit Ihrem inneren Auge, in Ihrer Vorstellung, den Punkt sehen. Wenn Sie ihn fühlen und sehen können, stellen Sie sich vor, wie sich der Punkt öffnet, durchlässig wird für das Qi des Seins.
- *Yutang*: Spüren Sie den Yutang-Punkt auf Ihrer Brust. Wenn Sie ihn spüren können, fahren Sie fort, indem Sie nun mit Ihrem inneren Auge, in Ihrer Vorstellung, den Punkt sehen. Wenn Sie ihn fühlen und sehen können, stellen Sie sich vor, wie sich der Punkt öffnet, durchlässig wird für das Qi des Seins.
- *Die mittlere Säule*: Spüren Sie nunmehr die Verbindungslinie zwischen Baihui oben und Huiyin unten. Stellen Sie sich diese Linie wie einen Lichtstrahl vor. Wenn Sie sie spüren und sehen können, öffnen Sie diesen Kanal, lassen Sie ihn durchlässig werden.

Spüren Sie nun Ihren gesamten Körper. Lassen Sie ihn ein einziges Fühlen, Gewahrsein werden. Wenn Sie ihn deutlich spüren, stellen Sie ihn sich nunmehr vor, sehen Sie ihn mit ihrem inneren Auge. Wenn Sie ihn deutlich spüren und sehen können, erlauben Sie ihm, sich zu öffnen, eins zu werden mit dem Sein. Ihre Kontur verschwindet und wird eins mit dem Ganzen. Verweilen Sie eine Weile in diesem Zustand. Dann lassen Sie Ihre Arme von den Seiten aus nach oben aufsteigen.

Spüren Sie, wie sich das Qi zwischen Ihren Händen verdichtet, führen Sie die Hände vor die Brust, und atmen Sie ein. Nehmen Sie das Qi in sich auf, und ziehen Sie dabei in Ihrer Vorstellung den Huiyin-Punkt zusammen.

Lassen Sie die Arme wieder aufsteigen, und wiederholen Sie den Ablauf des Zusammenfassens, Verdichtens und Aufnehmens neun-, achtzehn- oder 36-mal.

Abschließend, die Hände im Schoß zusammengelegt, stellen Sie sich vor, wie das Qi, das nun Ihren Körper erfüllt, im unteren Dantian gesammelt und gebündelt wird. Erst wenn Sie vollkommen zur Ruhe gekommen sind und das Qi gesunken ist, beenden Sie die Übung.

6 Der Kleine Himmlische Kreislauf

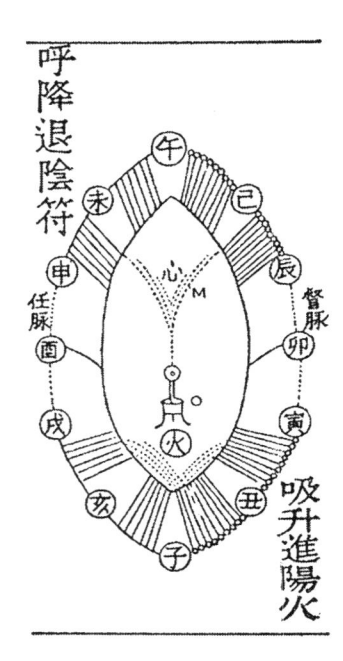

Abbildung der Phasen des Kleinen Himmlischen Kreislaufs nach Zhao Bi Chen

Ich kenne kaum eine Übung des Stillen Qigong, über die mehr Irreführendes, Missverstandenes und Missverständliches geschrieben und vermittelt wurde, als diese. Diese Praxis beinhaltet verschiedene Vorstadien und vorbereitende Übungen, die oftmals irrtümlicherweise für die eigentliche Praxis gehalten und als solche dargestellt werden.

Manchmal weiß ich nicht, ob ich lachen oder weinen soll, wenn ich wieder höre, dass jemand an einem Wochenendkurs den Himmlischen Kreislauf erlernt und ihn in Bewegung gesetzt hat. Für diesen Prozess bedarf es, unter Aufsicht und Anleitung eines guten Lehrers, zwischen sechs Monaten und drei Jahren, abhängig von der täglichen Übungsintensität!

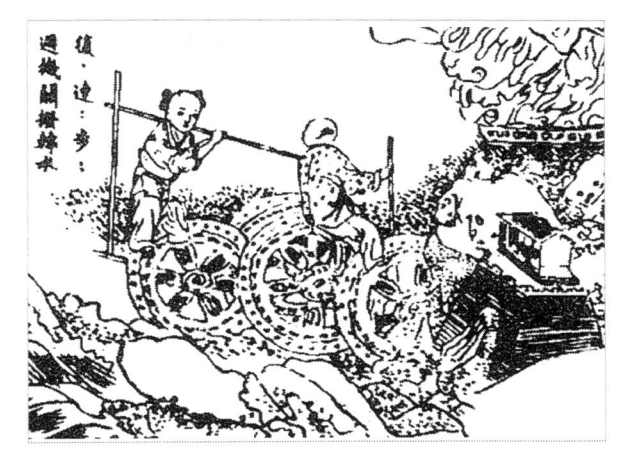

*Ausschnitt aus dem Neijingtu,
die »Wasserräder« zeigend*

Diese für die daoistische Praxis essenzielle Übung wird auch oft die Übung des ersten Wasserrades bzw. »das erste Wasserrad in Bewegung setzen« genannt. Qi hat viele Parallelen zum Wasser. So kann es – und das ist ganz wesentlich – ebenso wie Wasser nicht vorwärtsgetrieben werden. Das Wissen um diese Parallele ist für jede Qigong-Praxis essenziell, vor allem beim Himmlischen Kreislauf. Ein weiterer wichtiger Fakt ist – und auch dies ist für den Himmlischen Kreislauf besonders wichtig –, dass ich in der Qigong-Praxis nicht einfach Qi an einer beliebigen Stelle des Körpers zusammenführen kann, ohne es an anderer Stelle wegzunehmen.

In der Praxis des Himmlischen Kreislaufes geht es, energetisch betrachtet, darum, die Ren- und die Du-Leitbahn miteinander zu verbinden und aus ihrem Ineinanderfließen einen Kreislauf entstehen zu lassen. Diese beiden Meridiane sind eigentlich Gefäße, weswegen man sie auch jeweils »Meer des Yin« und »Meer des Yang« nennt. Sie sind essenziell, denn der Du-Kanal nährt, lenkt und reguliert alle Yang-Leitbahnen und -organe, der Ren-Kanal alle Yin-Leitbahnen und -organe. Von der Metaebene aus betrachtet geht es darum, Kan und Li, den Tiger und den Drachen oder auch Feuer und Wasser, miteinander zu verbinden.

Verwirrend ist hier, dass verschiedene Autoren und Lehrer den gleichen Begriff, »Kleiner Himmlischer Kreislauf«, für verschiedene Praktiken bzw. Stadien der Praxis verwenden. Die hohe Schule des Kreislaufs ist bereits innere Alchemie, während viele populäre Übungsformen eher Vorübungen, Vorbereitungen zu dieser eigentlichen Praxis sind, wobei natürlich auch diese ihren Sinn und weiterhin positive Auswirkungen haben.

Zum Üben des Kleinen Himmlischen Kreislaufes bedarf es einiger Grundbedingungen, davon abgesehen, dass ich jedem empfehle, bei wirklichem Interesse unter Anleitung eines Lehrers oder einer Lehrerin zu arbeiten:

- Ausreichend Qi muss vorhanden sein. Aber woher nehmen? Leitbahn und Zentren auf der Leitbahn müssen mit Qi angefüllt werden; aus zwei unabhängigen und vor sich hin plätschernden Bächen soll ein Fluss werden. Aber es ist ja nicht so, als läge jede Menge Qi brach und warte nur darauf, in Bewegung gesetzt zu werden. Ergo muss zunächst einmal zusätzliches Jing bereitgestellt und zu Qi transformiert werden.

  Hier kommen die Faktoren Ernährung und Enthaltung ins Spiel, denn nur so können wir nachgeburtliches Jing sammeln und den Körper damit anreichern. Eine Variante, die mir aber nicht erlaubt ist zu vermitteln, ist jene, in der die Sexualkraft transformiert wird. Dies beschleunigt den Prozess der Anreicherung, bietet jedoch hunderte Fallstricke, die den Erfolg der Praxis zunichte machen können und – vor allem, wenn dies ohne Lehrer geschieht – unter Umständen recht ungesunde Folgen haben.

- Zentren und Tore müssen geöffnet werden. Auf dem Weg des Qi durch die beiden Leitbahnen müssen zum einen bestimmte Zentren gefüllt und zum anderen bestimmte »Tore« geöffnet, durchlässig gemacht werden. Stellen Sie sich der Einfachheit halber vor, die Zentren auf der Vorderseite Ihres Körpers seien Schalen. Ist die oberste Schale gefüllt, so läuft das Qi über in die nächste untere Schale, bis diese gefüllt ist. Ist die unterste voll, bedarf es eines »Funkens«, um das Qi zum Steißbein »überspringen« zu lassen, wo es, entlang der Wirbelsäule aufwärtssteigend, die einzelnen Tore dort durchläuft. Stellen Sie sich vor, dass das Qi von hier an aufsteigt und zum Durchstoßen eines Tores Kraft bzw. Druck und Hitze braucht. Diese entsteht *ausschließlich* durch fortlaufende Praxis und anwachsendes Qi, nicht aber durch alleinige Konzentration auf die Punkte. Drei Tore – jedes nachfolgende ist schwerer zu durchdringen – müssen durchlaufen werden, bis das aufsteigende Qi auch die Du-Leitbahn durchlaufen hat und wieder in die Ren-Leitbahn mündet.

Vorübungen zum Kleinen Himmlischen Kreislauf

Es gibt verschiedene Wege zum kleinen Himmlischen Kreislauf. Es gibt den direkten Weg wie auch jenen, der die Praktizierenden auf einige Stadien vorbereitet bzw. sie vorab kleinere Vorarbeiten durchführen lässt, die das Vorankommen später ein wenig erleichtern können. Ich persönlich empfehle, die Vorübungen unabhängig vom Himmlischen Kreislauf zwischendurch zu praktizieren, denn sie sind auch für sich genommen gutes Qigong. Und wenn Sie sich entschlossen haben, den Weg zum Himmlischen Kreislauf einzuschlagen, dann gehen Sie ihn einfach – so, wie er ist.

Im ersten praktischen Teil haben Sie bereits eine Übung kennengelernt, die das Durchlaufen bzw. Sich-vertraut-Machen mit den einzelnen Punkten entlang des Du- und Ren-Meridians beinhaltet. Diese kann als Vorübung praktiziert werden, ebenso wie die folgende Übung.

Die Tore öffnen

Auf der Du-Leitbahn, die vom Steißbein den Rücken entlanglaufend über den Kopf bis zum Gaumen verläuft, gibt es drei sogenannte Tore. Diese sind vor allem bei der Umwandlung des Jing zu Qi sehr wichtig. Doch sie sind nicht leicht zu passieren. Zum einen ist eine gute Portion Qi erforderlich, damit es als wohlgenährte Qi-Säule aufsteigen kann, zum anderen sind uns manche Punkte im Körper vertraut, da wir oft mit ihnen zu tun haben (zum Beispiel Fingerspitzen, Nase, Mund etc.). Bei anderen fällt es uns schwerer hinzuspüren, mit ihnen Kontakt aufzunehmen, unser *Yi* (Vorstellungskraft) dorthin zu schicken. Um mit diesen Zentren zu arbeiten, helfen kleine Übungen, die ich »Die Torangeln ölen« nenne. Es kann dienlich sein, die entsprechenden Punkte vorab kräftig zu reiben, um sie besser spüren zu können, oder aber sich ein Moxa-Pflaster aufzukleben.

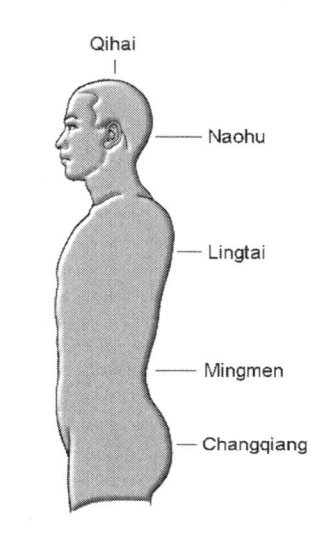

Die wesentlichen Punkte auf der Du-Leitbahn

Praxis
Changqiang (»Weite Stärke«, Du-1): Dieser Punkt an der Spitze des Steißbeins ist der erste des Du-Meridians, auf den das Qi später im Kreislauf vom Ren-Meridian aus überspringen soll – das erste Tor. Die drei Tore werden häufig symbolisch als Tiere dargestellt, um den Widerstand bzw. das Maß an Qi darzustellen, welches notwendig ist, um diese Pforte zu durchschreiten. Hier ist es ein Ziegenbock.

Wenn Sie in Ihrer Sitzposition Platz genommen und sich vorbereitend entspannt haben, beginnen Sie mit folgender Übung: Spüren Sie diesen Punkt, und atmen Sie in Ihrer Vorstellung durch ihn 36-mal ein und aus. Dann gehen Sie über zum nächsten Punkt:

Mingmen (»Tor des Lebens, Du-4), genannt »Das Tor des Lebens«. Hierdurch fließt das Yang-Qi. Nehmen Sie inneren Kontakt mit dieser Region auf, spüren Sie den Mingmen, und stellen Sie sich nun vor, das Sie mit und durch diesen Punkt ein- und ausatmen, und zwar 36-mal.

Zur Vertiefung können Sie folgende Übung anschließen: Spüren

Sie diesen Punkt und das »Meer des Qi« (*qihai*, Ren-6, zwei Fingerbreit unter Ihrem Bauchnabel). Stellen Sie sich eine Verbindung zwischen beiden vor. Stellen Sie sich nun vor, dass Sie mit dem Qihai einatmen und durch den Mingmen-Punkt ausatmen. Wiederholen Sie dies 36-mal, dann wechseln Sie die Richtung: Atmen Sie 36-mal durch den Mingmen ein und durch das Qihai aus. Spüren Sie, wie der Atem jeweils von einem Zentrum zum anderen fließt.

Lingtai (»Turm des Geistes«, Du-10): Zwischen den beiden unteren Schulterblattansätzen liegt das zweite Tor, symbolisch dargestellt durch einen Hirsch. Hierhin wird das gesammelte angereicherte Qi im Kreislauf ansteigen. Zunächst geht es jedoch darum, das Zentrum zu öffnen und durchgängiger zu machen. Auch hier verlagern Sie Ihre Aufmerksamkeit auf den Punkt und stellen sich vor, wie Sie 36-mal durch diesen Punkt ein- und ausatmen.

Naohu (»Tür zum Hirn«, Du-16): Dies ist das dritte Tor, von den Daoisten auch Jadekissen (*yuzhen*) genannt. Es ist bezüglich der Durchgängigkeit das schwerste und wird mit einem zähen Büffel verglichen. Lenken Sie ihre Aufmerksamkeit auf die Region, und atmen Sie imaginativ dort 36-mal ein und aus. Zur Vertiefung bietet sich folgende Übung an:

Spüren Sie diesen Punkt sowie den Punkt Qihai. Stellen Sie sich eine Verbindung zwischen beiden vor. Stellen Sie sich nun vor, dass Sie durch das Qihai einatmen und durch das Jadekissen ausatmen. Wiederholen Sie dies 36-mal, dann wechseln Sie die Richtung: Atmen Sie 36-mal durch das Jadekissen ein und durch das Qihai aus. Spüren Sie, wie der Atem jeweils von einem Zentrum zum anderen fließt.

Natürlich können Sie hier, wie auch bei anderen Übungen, den jeweiligen Zyklus wiederholen. Neben dem Effekt, die Tore durchgängiger zu machen und mögliche vorhandene Blockaden des aufsteigenden Yang-Qi zu lösen, erzielen Sie mit dieser Praxis auch einige vorteilhafte Nebeneffekte. Die Arbeit am ersten Tor hilft unter anderem bei Schmerzen im Lendenwirbelsäulenbereich und mit Schweregefühl verbundenen Kopfschmerzen; auch Angstzustände werden dadurch verringert. Die Aktivierung des Mingmen lindert unter anderem Unterleibsschmerzen und Kopfschmerz. Wird Lingtai aktiviert, kann dies chronischen Husten, Asthma und Nackenverspannung lindern, und das Jadekissen besänftigt unter anderem Fieber und Kopfschmerz.

Die Schalen füllen

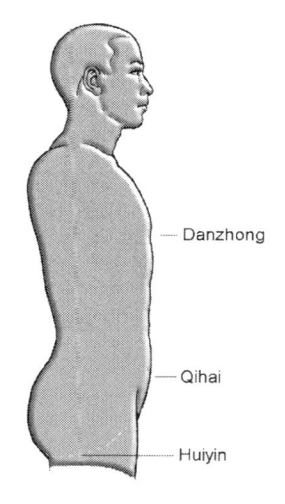

Die wesentlichen Punkte auf der Ren-Leitbahn

— Danzhong
— Qihai
— Huiyin

Diese Vorübung macht uns mit Zentren auf der Ren-Leitbahn an der Vorderseite unseres Körpers vertraut und regt sie an. Hierbei stellen Sie sich vor, wie bei jedem Ausatmen Lebenskraft wie Tautropfen auf der mittleren Linie Ihrer Vorderseite herabläuft und sich in den Punkten bzw. Schalen sammelt. Hierbei gibt es zwei Übungsvarianten:

- Üben Sie das Füllen einer Schale so lange, bis Sie selbst spüren, dass diese Schale überläuft und sich in die nächste darunterliegende ergießt.
- Verweilen Sie bei jeder Schale achtzehn, 36 oder 108 Atemzüge, und fahren Sie dann mit der nächsten Schale fort.

Praxis
Danzhong (Mittleres Elixierfeld, Ren-17): Spüren Sie, wie mit jedem Atemzug Lebenskraft den Hals entlang über die Brust zum Punkt am Ansatz des Brustbeins fließt und sich dort sammelt. Spüren Sie, wie sich dort eine Schale mit Qi füllt.

Qihai (Meer des Qi, Ren-6): Spüren Sie, wie mit jedem Ausatmen Lebenskraft vom Punkt Danzhong hinabfließt zum Qihai, einem

Das berühmte »Neijingtu« – eine altdaoistische Darstellung der inneren Prozesse des alchemistischen Prozesses

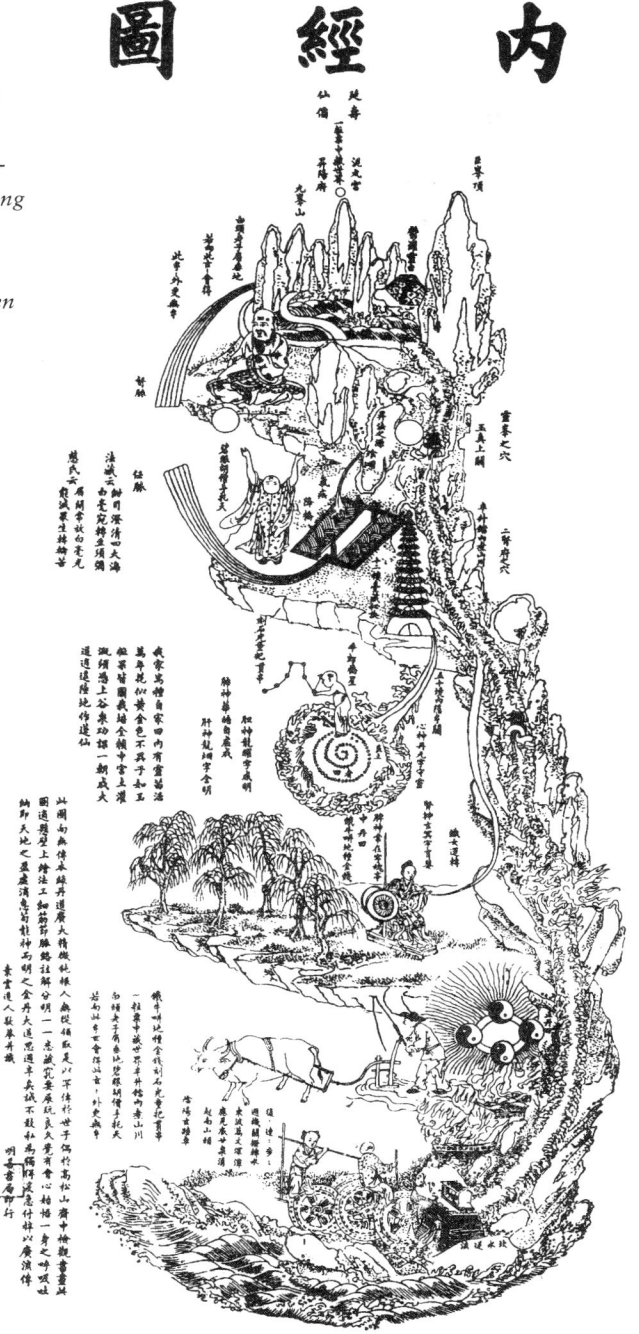

Punkt zwei Fingerbreit unter Ihrem Bauchnabel. Spüren Sie auch dort eine Schale, die sich mit Vitalenergie füllt.

Huiyin (Zusammentreffen des Yin, Ren-1): Nun fließt das Qi aus der Schale des Qihai hinab zum Punkt zwischen Anus und Geschlechtsteilen, in die unterste Schale, und sammelt sich dort.

Kombiniert man nun beide Vorübungen, das Öffnen der Tore und das Füllen der Schalen, so ergibt sich daraus eine wunderbare Übung, die oft schon der Kleine Himmlische Kreislauf genannt wird.

Von den Wasserrädern

In der daoistischen Terminologie spricht man von drei Wasserrädern, die in Bewegung gesetzt werden. Primär behandelt diese Praxis zwei Leitbahnen, den Du- und den Ren-Meridian, die durch diese Praxis verbunden und in einen Zustand des Kreislaufs versetzt werden, um hierüber weitere alchemistische Prozesse in Gang zu setzen.

Das erste Wasserrad dient dazu, die Leitbahnen zu verbinden, das Qi in einen Kreislauf zu versetzen. Das zweite »Drehen des Rades« lässt das Jing, die Essenz, auf dieser Bahn in einen Kreislauf gelangen. Diese beiden zusammen sind der eigentliche Kleine Himmlische Kreislauf.

Im dritten Wasserrad wird der Kreislauf dazu verwendet, das Jade- und Goldelixier zum unteren Dantian zu befördern. Dies ist der Große Himmlische Kreislauf.

Im Folgenden werde ich die Praxis des ersten Rades beschreiben.

Das Bild eines Wasserrades wurde von den alten Meistern nicht ohne Grund gewählt und verweist auf ein wichtiges Prinzip, dessen Nichtbeachtung jegliches Voranschreiten im Prozess verhindert. Es ist eben wie bei einem Wasserrad, das auch Sie kennen: Es bewegt sich dann, wenn der Wasserfluss eine bestimmte Stärke erreicht hat, das heißt, es ist ein natürlicher Prozess, der nicht forciert werden kann. Manche Publikation verweist auf Imaginations- und Atempraxis, doch diese sind die Vorübungen, von denen weiter oben die

Rede war, nicht das Drehen des Rades selbst. Das Fortschreiten im Himmlischen Kreislauf geschieht ganz natürlich, basierend auf der Zunahme des Qi. Wir können unsererseits für den Lauf von Wasser wie auch für den Fluss des Qi dafür Sorge tragen, dass genug vorhanden ist.

Vorhandene Wege (Leitbahnen) freilegen – Wege bahnen

Sie werden sich vielleicht fragen, was damit gemeint ist: Wege bahnen? Zur Verdeutlichung ein Bild: Stellen Sie sich vor, Sie hocken an einem Bachlauf. Wenn Sie nun mit den Händen kräftig im Wasser herumrudern, fließt der Bach dann schneller, ändert sich seine Richtung? – Nein. Wohl aber können Sie an der Seite beginnen, einen neuen Bachlauf zu graben – und siehe da, das Wasser fließt überall dort hin, wo Sie ihm den Weg bahnen.

»Deshalb kann diese Lebensenergie nicht mit Gewalt gehalten werden, wohl aber gesichert durch innere Kraft (*de*).« (Nei Ye, Kapitel 2)[35]

Voraussetzungen für eine erfolgreiche Praxis

Kontinuierliche Praxis

Diese Praxis benötigt hundert Tage, sagen die Chinesen, doch nehmen Sie dies nicht wörtlich. Es bedeutet im Grunde »nicht von heute auf morgen«. Stellen Sie sich also auf einen längeren Übungsprozess ein, dessen Länge erstens von ihrem energetischen Zustand zu Beginn der Übung abhängt, zweitens davon, wie sie damit im Laufe der Praxis umgehen, und drittens von Ihrer Übungskontinuität.

Richten Sie sich darauf ein, über einen Zeitraum von mehreren Monaten täglich regelmäßig zu üben. Weniger als dreißig Minuten pro Tag werden keinerlei Resultate bringen. Das mag hart klingen, und Sie werden sich vielleicht fragen, warum – immerhin sind dreißig Minuten doch auch schon recht beachtlich. Ganz einfach: Mit an Sicherheit grenzender Wahrscheinlichkeit ist Ihr alltägliches Tagesprogramm reich an Elementen, die Sie Qi kosten, in welchen Sie Ihren »Sprit« verfahren. Wenn das Verhältnis des Energieverbrauchs nicht in ausgewogenem Verhältnis zu Energiebewahrungs- und Anreicherungspraxis steht, werden Sie nicht genügend Qi aufbringen, um den Kreislauf in Rotation zu bringen.

Ich empfehle mindestens täglich eine Stunde Übungspraxis. Schaffen Sie mehr, umso besser. Meine eigene Praxis bestand aus 45 Minuten morgens, sechzig Minuten nachmittags und 45 Minuten vor dem Schlafengehen – und dies trotz Vollzeitbeschäftigung.

Diätetik

Sie brauchen viel Qi für diese Praxis, und es gibt nur zwei Wege, über die Sie Qi aufnehmen: über die Atmung und über die Ernährung! Ernähren Sie sich also entsprechend. Fügen Sie Ihrem Körper viel Energie über Nahrung zu, und zwar so, dass Sie nicht den Großteil der aufgenommenen Energie wieder zur Verdauung verbrauchen müssen. Das bedeutet, essen Sie hauptsächlich Gekochtes, wenig Gebratenes und keinerlei Rohkost. Achten Sie auf hochwertige (Bioladen) und frische Nahrungsmittel (keine Tiefkühlkost). Vermeiden Sie alle Extreme wie Eisgekühltes, Heißes, Scharfes, jegliches Fleisch sowie Alkohol, Kaffee, Schwarztee. Nehmen Sie lieber sechs kleinere Mahlzeiten ein als zwei oder drei große.

Sex

So schön er auch sein mag – für Ihre Praxisphase sollten Sie auf Sex verzichten. Meiden Sie bewusst bestimmte Literatur, Filme, Musik und Ähnliches, was Sie möglicherweise stimuliert, was Ihnen »Appetit« machen könnte. Sie brauchen Ihre gesamte Energie für den energetischen Prozess des Wasserrades, und jede sexuelle Aktivität, und sei sie noch so verlockend, kostet Ihr Jing, verhindert so das Drehen des Rades und verlängert letztendlich die Phase der Abstinenz, die zum Erreichen des Ziels nötig ist.

Lebensführung

Fahren Sie während der Praxisphase in Ihrem Alltag ein »Energie-Sparprogramm«, und vermeiden Sie jede unnötige Belastung, körperlich wie psychisch. Dasselbe gilt für körperliche Stagnation. Wenn Sie in Ihrem (Arbeits-)Alltag wenig oder nur einseitige Bewegung haben, sorgen Sie durch regelmäßige kleine Spaziergänge für Bewegung und frische Luft.

Vorbereitende und abschließende Übungen

Die vorbereitenden Übungen bewirken, dass das Blut bewegt wird (ohne Blutbewegung keine Qi-Bewegung), dass der Geist gesammelt, Gelenke geöffnet und die Leitbahnen und Zentren angeregt werden.

Die abschließenden Übungen bewirken, dass das angereicherte Qi nicht verloren geht und andere Qi-Ebenen, die in der Übung der Zentrierung dienten, wieder dem Alltag zur Verfügung stehen.

Vorbereitung

Die Beine strecken. Strecken Sie in sitzender Position die Beine aus, und beugen Sie den Rumpf 18-mal sanft nach vorne, als wollten Sie nach ihren Füßen greifen.

Den Yongquan reiben. Reiben Sie mit den Daumen kräftig und kreisförmig den Punkt Yongquan unter Ihren Fußsohlen, 36-mal in die eine Kreisrichtung, 36-mal in die andere.

Nach hinten schauen. Drehen Sie aus der Sitzposition heraus den Rumpf und Kopf sanft achtzehnmal abwechselnd nach rechts und links, als wollten Sie hinter sich schauen.

Die Nieren reiben. Legen Sie ihre Fäuste auf den unteren Rücken, und massieren Sie kreisend damit Ihre Nierenregion, jewils 36-mal in die eine, 36-mal in die andere Richtung.

Das Dantian reiben. Legen Sie Ihre Hände übereinander auf das Dantian (zwei Fingerbreit unterhalb Ihres Bauchnabels), und lassen Sie Ihre Hände dort kreisen, jewils 36-mal in die eine, 36-mal in die andere Richtung.

Die Trommel schlagen. Legen Sie Ihre Hände mit der Handfläche über Ihre Ohren, und klopfen Sie mit den Fingern 36-mal sanft auf den Hinterkopf.

Den Nektar trinken. Schlagen Sie 36-mal Ober- und Unterkiefer aufeinander (kauen), und schlucken Sie den gesammelten Speichel (Nektar) in drei Zügen.

Abschlussübung
Den Yongquan reiben (siehe oben).
Das Dantian reiben (siehe oben).
Den Nektar trinken (siehe oben).
Den Körper abklopfen. Streichen Sie sich sanft massierend mit den Händen über Gesicht, Kopf und Ohren, und klopfen Sie mit leicht geschlossenen Fäusten Ihren gesamten Körper von oben nach unten ab.

Übungspraxis und -verlauf

Der Kern der Praxis ist letztendlich das tägliche Sitzen in der Zuowang-Form, wie sie schon an anderer Stelle (siehe S. 103) erwähnt wurde. Sie haben die Wuji-Kugel ausgedehnt, ihre Aufmerksamkeit ruht auf dem Dantian, und Sie sitzen während der Übungsperioden »in Vergessenheit«, aufmerksam und wach, jedoch ohne den aufkommenden Gedanken nachzuhängen und ohne irgendein Ziel erreichen zu wollen.

In der Praxis atmen Sie im Drachenatem (siehe S. 96). Falls Sie damit Schwierigkeiten haben und dieser auch nach mehreren Tagen des Übens nicht gelingen will, üben Sie den Tigeratem. Der Drachenatem fördert das Anwachsen des Yang-Qi, doch auch mit dem Tigeratem funktioniert das Ganze.

Sie werden entdecken, dass der Gedankenstrom nach einer gewissen Zeit verebbt. Die Zwischenräume zwischen den Gedanken werden größer, und die Gedanken weichen einer zunehmenden tiefen inneren Stille. Die erste Woche mag noch hier und da mühselig sein, doch beständige Praxis und Geduld werden durch wachsende Entspannung und Wohlbefinden belohnt, was sich auch im Alltag immer mehr auswirkt.

Nach einem Zeitraum von zwei Wochen bis zwei Monaten, je nach Konstitution, werden Sie immer deutlichere Phänomene wahrnehmen können: Das untere Dantian wird allmählich während des Übens warm, und wie heißer Dampf steigt die Wärme hier und da auf zum mittleren Dantian. Nach einiger Zeit spüren Sie, wie das untere Dantian heiß wird, sehr heiß, und unwillkürliche Bewegungen in der unteren Dantian-Region stattfinden.

Sobald drei wesentliche Komponenten zusammentreffen, beginnt das Qi seine Bewegung im Kreislauf: wenn innere Stille eingekehrt ist, wenn ein bestimmtes Maß an gesammeltem Qi vorhanden ist und wenn der alchemistische Schmelztiegel eine bestimmte Temperatur erreicht hat. Das Qi wird nicht durch das Alltagsbewusstsein in Bewegung versetzt, sondern durch den erwachten Geist bzw. das Yuanshen. Wenn die Zeit reif ist, wird das Hitzegefühl (Qi) zum Changqiang überspringen, und ein deutliches Gefühl der Hitze wird am Steißbein spürbar sein.

Mit weiterer Übungspraxis wird irgendwann das erste untere Tor vom Qi-Strom durchstoßen, und die Qi-Säule wird den Rücken bzw. die Du-Leitbahn entlang aufsteigen, Stück für Stück. Sie werden es deutlich spüren. Zumeist gibt es dann trotz weiteren Übens wieder einen Stopp im Fluss am Punkt Lingtai, zwischen den Schulterblättern. Auch hier forcieren Sie bitte nichts, sondern üben Sie still und aufmerksam weiter. Alsbald wird auch dieses Tor durchbrochen, und das Qi steigt bis zum Jadekissen auf.

Dieses Tor braucht zumeist die größte Geduld, und es dauert einige Zeit, bis genug Qi angereichert ist, um auch dieses Tor zu passieren. Geschieht dies, wird es häufig vom legendären »Donnergrollen« begleitet, was von Praktizierenden oft deutlich wie der Schlag einer riesigen Taiko-Trommel, von Blitzen begleitet, im Kopf wahrgenommen wird.

Ist dieses Tor durchschritten, fließt das Qi von selbst über den Baihui über die Nasenwurzel zum Gaumen, wo es wieder in den Ren-Meridian mündet und nunmehr selbstständig im Kreislauf fließt.

7 Wuxing – Die Welt der fünf Wandlungsphasen

Gemeinhin wird Wuxing mit »fünf Elemente« übersetzt. Dies ist jedoch etwas irreführend, denn diese fünf Qualitäten sind nicht statisch, sondern meinen vielmehr jeweils dynamische Aspekte, die wieder mit anderen Aspekten des Seins korrespondieren und so das Netz darstellen können, welches das Sein ist. Ein vor allem in der TCM häufig verwendeter Begriff hierfür ist »Wandlungsphasen«, der treffender die Dynamik umschreibt.

Die Wuxing stellen weiterhin ein Mandala dar. Mandalas sind systematische Anordnungen verschiedener Elemente, die insgesamt das Sein oder einen Teilaspekt daraus in seiner bildhaften Zusammenstellung darstellen. Populäre Mandalas sind zum Beispiel das Yin-Yang-Symbol, der kabbalistische Lebensbaum, das berühmte tibetische Kalachakra (Rad der Zeit), das Rosenkreuz, und auch dem Pentagramm liegt ein Mandala zugrunde.

Mandalas

Mandalas können ein wunderbares Werkzeug sein, um Zusammenhänge zu verdeutlichen und über das Symbol auch zu verinnerlichen; sie können uns Schlüssel zu Mysterien des Seins sein, über deren Symbolik sich uns ihr Wesen offenbart. Es bedarf allerdings eines wesentlichen Aspektes: Wir müssen sie verstehen! Wir können stundenlang vor einem bunten Mandala sitzen und darüber meditieren, bis die Augen nur so flimmern. Es mag uns vielleicht sogar inspirieren, entspannen oder berühren – doch letzten Endes bleiben wir Gefangene in unserer Projektionswelt. Es ist wichtig, die Interaktion

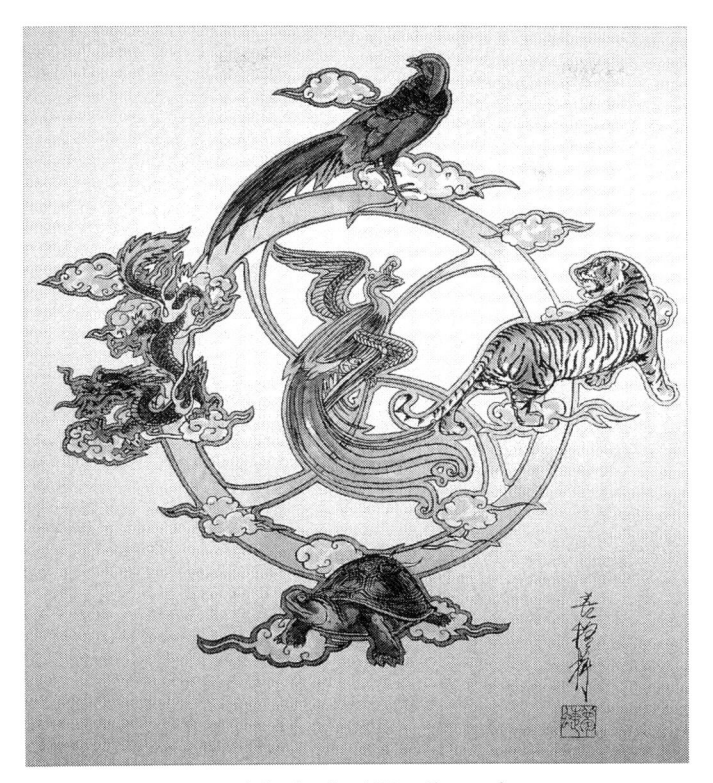

*Das Mandala der fünf Wandlungsphasen –
Tuschemalerei des Autors*

der Aspekte eines Mandalas zu begreifen. Aus diesem Grund gibt es in allen großen Mysterienschulen hierzu spezielle Schulungen und Einweihungswege.

Die folgenden Übungen sind Teile eines solchen Einweihungsweges. Sie legen den Grundstein für ein effektives Verstehen und Arbeiten mit den fünf Wandlungsphasen, wobei die fünf Wandlungsphasen sinnbildlich als eine Unterteilung der Seinskräfte (Qi) in fünf verschiedene Kategorien bzw. Qualitäten zu verstehen sind. Die das Leben gestaltenden und wandelnden energetischen Qualitäten des Seins haben verschiedene Ausdrucksformen, die sich auf den Daseinsebenen manifestieren und so dazu führen, dass bestimmte Anteile des Seins miteinander in Beziehung stehen. Im Buddhismus finden Sie das passende Gegenstück zu den Wuxing in den Fünf Buddha-Familien, und auch hier sind Einweihungsweg und Praxis dem daoistischen Weg recht ähnlich. Da über buddhistische Schulungswege aber schon so viel veröffentlicht wurde, bleibe ich hier in der daoistischen Schulung, wobei man nicht Daoist sein muss, um sinnvoll und effektiv mit den fünf Wandlungsphasen zu arbeiten.

Mudras – Die Hand als Schlüssel

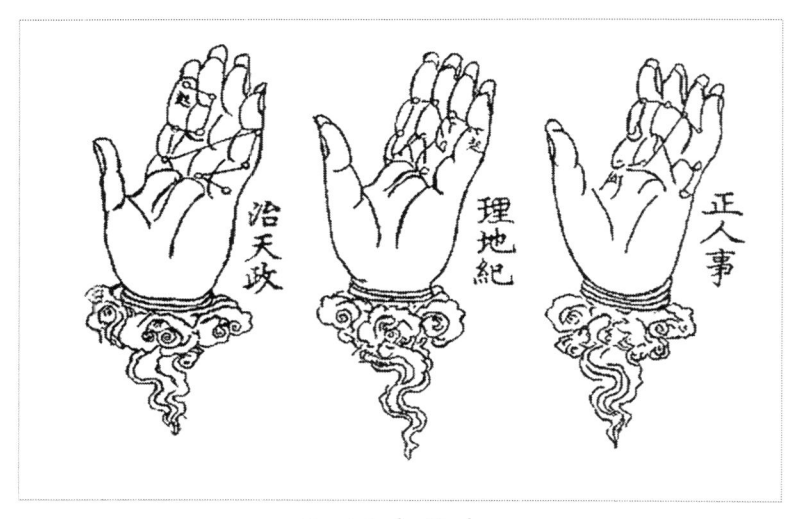

Daoistische Mudras

Mudras sind bestimmte Handhaltungen, die in der meditativen Praxis fast aller großen Mysterientraditionen eine große Bedeutung haben. Sie finden diese auf Darstellungen von Buddhas und Gottheiten wie auch in der meditativen Praxis. Mit den Mudras ist es jedoch wie mit den Mandalas: Sie sollten die Bedeutung und Verbindung eines Mudras kennen, um es gezielt einsetzen zu können.

Amateurhafte Erklärungsversuche, dass damit bestimmt energetische Qi-Flüsse wichtiger Akupunkturpunkte in der Hand geschlossen würden, sind allerdings Unsinn. Richtig ist, dass hierdurch eine

bestimmte energetische Qualität ausgelöst wird, jedoch über ein einfaches Verfahren, welches man im NLP (Neuro-Linguistisches Programmieren) »Verankern« nennt. Eine kleine Geschichte dazu aus dem Einmaleins des NLP:
Während einer Vorlesung bemerkte der dozierende Professor, dass seine Studenten im Hörsaal ob des trockenen Stoffes sehr unaufmerksam und unkonzentriert waren. Zu Beginn der nächsten Vorlesung fragte er die Studenten, ob sie sich daran erinnern könnten, wann sie das letzte Mal guten Sex hatten – und klopfte dann dreimal auf das Pult (das heißt, er verankerte den augenblicklichen Zustand seiner Zuhörer). Von diesem Tag an klopfte er immer, wenn die Studenten unruhig wurden, einfach kurz auf das Pult, und freundlich lächelnde und sehr präsente Studenten hörten ihm aufmerksam zu.

Auf eben diese Weise funktionieren die zahlreichen Gongs in den Zeremonien aller Traditionen, die Gesten und eben auch die Mudras. Die Mudras werden aber selten unterrichtet und nur an Initiierte weitergegeben. Dies gilt für den Buddhismus wie auch für den Daoismus. In vielen buddhistischen Zeremonien, zum Beispiel im zen-buddhistischen Kanromon, trägt der ausführende Priester die Ärmel seines Kolomo (Mönchsgewand) über den Händen, so dass die Handstellungen nicht gesehen oder kopiert werden können.

Im Daoismus sind die Mudras teilweise noch raffinierter versteckt. Auch hierzu eine kleine Geschichte: Mark Lim, einer der wenigen großen Fengshui-Meister, fragte mich einmal, als wir bei einem Essen zusammensaßen: »Was meinst du, Paul, wäre das Schlimmste, was mir in meiner Lopan-Praxis (Fengshui) passieren könnte?« Ich antwortete, dass ich keine Ahnung hätte, was das denn sein könne.

»Wenn ich durch einen Unfall meine Hände verlieren würde!«, antwortete er. »Ich könnte meinen Lopan verlieren, all die Bücher und Nachschlagewerke der Gestirne und Zeiten, die Ephemeriden, kein Problem – denn es ist alles in meinen Händen.« In jahrzehntelangem Training hatte Mark gelernt, all sein Wissen, alle Daten und Zuordnungen in den Händen abzuspeichern, um diese Informationen manuell abrufen zu können. Wozu andere viele Tabellen, Nach-

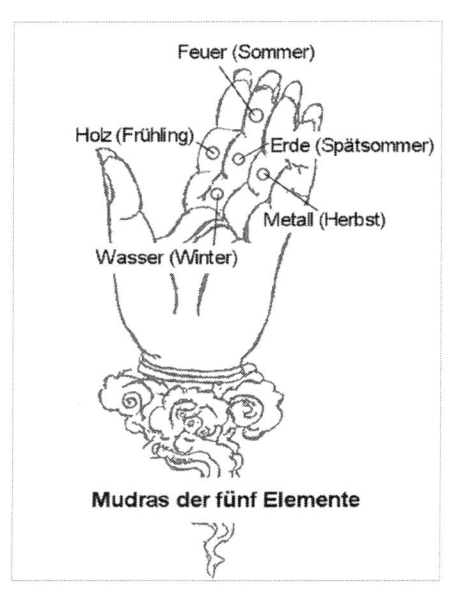

Mudras der fünf Jahreszeiten und der entsprechenden Wandlungsphasen

schlagewerke und Listen brauchen, dazu ließ Mark seine Daumen wie Sensoren über die Fingergliedmaßen gleiten.

Doch zurück zu den Mudras in der energetischen meditativen Praxis: Das übliche daoistische Mudra während der Praxis ist die Yin-Yang-Haltung. Doch ist dies nur die Oberfläche – die eigentlichen Mudras bleiben durch diese Handhaltung dem außenstehenden Betrachter verschlossen, denn die Position des Daumens in der haltenden Hand ist nicht sichtbar. In den Übungen bzw. in der folgenden Pfadarbeit zur Wuxing-Praxis finden Sie Beispiele von fünf solchen »unsichtbaren« Mudras.

Als Grundlage nehmen Sie hierzu die Abbildung der Elemente- bzw. Jahreszeiten-Mudras (siehe oben), und wenn es im nachfolgenden Text heißt, dass ein bestimmtes Wesen Ihnen das Mudra der jeweiligen Energie nennt, dann verändern Sie die Position Ihrer ineinandergelegten Hände so, dass Ihr rechter Daumen die betreffende Stelle der Finger der linken Hand berührt. Halten Sie ebenso das jeweils passende Mudra, wenn Sie innerhalb einer bestimmten Energie meditieren.

Wuxing – Eine Pfadarbeit zum inneren Verständnis der Wandlungsphasen

Die folgenden Übungen des stillen Qigong bieten einen wunderbaren Einstieg in die Arbeit mit den Wuxing, denn durch sie werden die verschiedenen energetischen Aspekte des Seins mit den diversen Manifestationen gekoppelt, zum Beispiel Organen, Körperteilen, mit einer Jahreszeit, Farben, Symbolen etc., woraufhin diese energetisch verankert sind und uns hierüber ein direkter Zugang möglich wird.

Als Einstieg habe ich eine Form der westlichen Mysterientradition gewählt, die »Pfadarbeit«. Manche von Ihnen würden dies vielleicht eine Phantasiereise nennen. Der Unterschied zwischen einer Phantasiereise und einer Pfadarbeit besteht darin, dass das Ziel einer Phantasiereise das Erreichen eines Zustandes der Entspannung, einer Gefühlsstimmung oder das Erleben eines imaginären Geschehens ist. In der Tradition der Pfadarbeit geht es hingegen um die Vermittlung, Verbindung und Verankerung bestimmter Symbole und Elemente, um Lernen.

In der nun folgenden Übung lehnen Sie sich einfach bequem zurück und *erleben*, während Sie lesen, diese wunderbare Reise in die Welt der Wuxing. Nehmen Sie sich etwa zwanzig bis dreißig Minuten Zeit hierfür, und lassen Sie die inneren Bilder in Ihrer Vorstellung aufsteigen:

»Du stehst in einer Landschaft deiner Wahl, eine angenehme, entspannte Atmosphäre umgibt dich. Spüre den Boden, auf dem du stehst, rieche die Luft, die dich sanft umweht. Dies ist dein Ausgangspunkt. Mache dich mit ihm vertraut, und spüre dich an diesem Ort.

Wenn du dich ausreichend vertraut gemacht hast und um dich schaust, wirst du zwei Bäume, die nebeneinander stehen, entdecken.

Einer ist weiß mit schwarzen Blättern, und der andere ist schwarz mit weißen Blättern. Gehe langsam auf sie zu, denn zwischen ihnen liegt das Tor in die Welt des Lernens und Wachsens, jene Welt, in der alles Wissen, alle Erkenntnis der Menschen gesammelt wurde, lebt und bewahrt wird.

Nun siehst du, dass zwischen beiden Bäumen ein flimmernder Schleier schwebt, wie die Oberfläche eines Gewässers. Ein sanftes Leuchten geht von dem Schleier aus. Stelle dich vor diesen flimmernden Schleier.

Dies ist das Tor.

Lege die Hände als Zeichen deines Respekts vor den Lehren und der Weisheit vor der Brust zusammen, und verneige dich. Dann tritt entschlossen durch den Vorhang aus Licht – und du findest dich in einer völlig anderen Landschaft wieder. Du stehst direkt zu Füßen eines hohen Gebirgszuges, aus dessen Höhen ein Wasserfall herab bis zu deinen Füßen fällt. Hinter dir siehst du die zwei Bäume, durch die du getreten bist.

Wenn du genau hinsiehst, kannst du einen kleinen Pfad erkennen, der um den kleinen See führt, in den der Wasserfall mündet. Du gehst diesen Weg entlang, hin zum Wasserfall. Spüre seine reinigende Kraft und den Nebel aus kleinen Wassertröpfchen auf deiner Haut.

Wie aus dem Nichts erscheint plötzlich neben dir ein Ochse, der friedlich den Pfad entlangstapft, und auf seinem Rücken sitzt ein alter Chinese mit Bart. Während du noch überlegst, warum das Ganze so komisch aussieht, entdeckst du, dass er rückwärts auf dem Ochsen reitet.

Ja, das ist der weise alte Laozi! Er lacht dich an und weist dir den Weg: Auf den Wasserfall sollst du zugehen und durch ihn hindurch.

Als du näher herangehst, siehst du, dass ein Felssteig hinter dem Wasserfall zu einer kleinen Höhle führt, die für den außenstehenden Betrachter durch den Wasserfall verborgen ist. Geh den Steig entlang, und betritt die Höhle.

Du trittst ein in die Dunkelheit und tastest dich vorsichtig weiter. Es ist eng hier, man kann kaum aufrecht hindurchgehen, man muss sich eher hindurchquetschen, als dass man gehen kann. Die Luft ist

7 Wuxing – Die Welt der fünf Wandlungsphasen

warm und feucht. Doch nach einer Weile spürst du einen frischen Luftzug vor dir. Es kann nicht mehr weit sein bis zum Ausgang – eine leichte Kurve noch, und da muss er sein. Doch kein Licht kommt von vorn, nur ein paar winzige Lichtpunkte sind oben in der Ferne.

Du stehst vor dem Höhlenausgang, und es ist sternenklare Nacht. Der Mond bescheint einen von Schilfgras umgebenen See. Es ist ziemlich kalt hier, und Reif knirscht unter deinen Füßen. Kaum ist etwas zu erkennen, aber umso mehr zu hören. Es ist ein Orchester aus Grillenzirpen und Froschgequake. Doch was war das? Gerade schien es so, als bewegte sich die Oberfläche des Sees vor dir. Irgendetwas bewegt sich dort langsam aus dem Wasser. Es ist stahlblau wie der Nachthimmel, und es ist – die alte, große und weise Blaue Schildkröte. Sanft und gelassen schaut sie dich an, und du spürst, wie in ihrer Ruhe und Gelassenheit gesammelte Kraft und Weisheit ruhen.

Vorsichtig reckt sie ihren Hals in deine Richtung, und du kannst ihren salzigen Geruch riechen. Sie nickt dir zu mit ihrem stillen, tiefen Blick und sagt dir, dass du ein anderes Mal zurückkommen kannst, wenn du Fragen hast oder Rat brauchst. Zum Abschied zeigt sie dir ihr Mudra und weist auf das untere Glied deines Mittelfingers.

Nun aber sollst du weitergehen, und sie weist mit ihrem Kopf nach links. Du bedankst dich bei ihr und wendest dich nach links, als du spürst, wie sie dich mit ihrem Kopf sanft zum Abschied auf deinem unteren Rücken berührt. Du fühlst, wie das tiefblaue Licht der Schildkröte deine Nieren erfüllt, und ein Teil von ihr ist nun mit dir, in dir.

Der Weg führt am Ufer des Sees entlang, zur Linken von den Bergen gesäumt. Es scheint, als befändest du dich in einem großen, weiten Talkessel, der von einem Gebirgszug umringt ist. Nun wird es allmählich heller, die Morgendämmerung bricht an. Gelbe Flocken fallen vom Himmel, und du schaust auf. Von rechts siehst du einen großen gelben Vogel vorüberfliegen, aus dessen Gefieder die gelben Flocken fallen. Wenn die Flocken den Boden berühren, verwandelt sich der Boden und all das, was sie berühren: So wird der Boden, der eben noch karg und kahl war, von jungem Grün bedeckt, und überall sprießen junge Knospen und Triebe.

Du lässt den See hinter dir und gelangst nun in ein Waldstück. Es ist immer noch frisch, aber doch schon wärmer als in der Nacht. Um dich herum steht alles in morgendlichem saftigem Grün, und Frühlingsboten blühen am Wegesrand. Die Pflanzen wirken, als wüchsen sie in einem Wettbewerb nach oben; alles rankt und windet sich empor. Deine Augen können sich kaum sattsehen an dieser üppigen Pflanzenwelt, den kräftigen jungen Stämmen, und staunend blickst du um dich.

Doch was ist das? Schnell und kräftig bewegt sich etwas Großes durch die Bäume des Waldes. Es schlängelt sich, und zugleich gleitet, ja fliegt es und kommt ungestüm auf dich zu, um kurz vor dir haltzumachen. Der große Grüne Drache steht vor dir und schaut dich mit seinen leuchtenden Augen an, während sein Schwanz unruhig hin- und herschwenkt.

Es ist, als dirigierte er das gesamte Wachsen des Waldes, denn mit ihm bewegt sich der ganze Wald. Mit jedem Schwingen des Schwanzes, mit jeder sanften Bewegung seiner Pranken wiegen sich alle Äste und Zweige. Er ist die Tatkraft des Seins, die beflügelte Phantasie und Kreativität des Lebens, und er lädt dich ein, ihn ein anderes Mal, wenn du mehr Zeit hast oder ihn brauchst, zu besuchen.

Auch er zeigt dir nun sein Mudra, indem er auf das mittlere Glied deines Zeigefingers weist. Wenn du ihn suchst, wirst du ihn mittels des Mudras finden.

Zum Abschied berührt er dich an deiner rechten Seite, und du spürst, wie im Bereich deiner Leber ein sanftes grünes Licht zu leuchten beginnt. Nun ist auch ein Teil des Grünen Drachen mit dir.

Du gehst nun weiter den Rand des Talkessels entlang, während die Sonne weiter aufsteigt. Mittlerweile ist es angenehm warm geworden. Wieder entdeckst du, dass gelbe Flocken – oder sind es Federn? – herabregnen; dort am Himmel siehst du wieder jenen großen

Gelben Vogel vorüberziehen, und die Veränderung der Landschaft scheint in Zusammenhang mit seinem Erscheinen zu stehen. Die Umgebung wandelt sich langsam in eine tropische Landschaft, und nicht nur der mittlerweile hohe Stand der Sonne zeigt dir, dass es recht heiß geworden ist. Alles steht nun in voller Blüte. Rieche den Duft der Blüten! Ein leichtes Vibrieren liegt in der Luft, alles scheint in einem Rhythmus mitzuschwingen. Im Hintergrund hörst du den Klang einer tiefen großen Trommel, deren Schlagen die Umgebung vibrieren lässt. Brennende Fackeln sind am Wegesrand aufgestellt. Du entdeckst, wie dein Herzschlag den Rhythmus aufgreift, und gerade, als du dich fragst, ob es vielleicht dein Herz ist, das du so schlagen hörst, siehst du, wie ein großer roter Vogel mit langen, geraden Schwanzfedern vor dir landet.

Neugierig und dennoch liebevoll schaut er dich an, genauso, wie auch du den Roten Fasan, den Herrn dieser Region, betrachtest. Sein Federkleid schillert in den verschiedensten Rottönen, durchzogen von goldenen Federn. In seinem Blick ruht tiefe Liebe, Liebe zum Sein, und im Spüren dieses Gefühls entdeckst du, dass diese Kraft, diese Energie, das Sein zusammenhält, alle Dinge miteinander verbindet.

Mit der Spitze seines Flügels streicht er dir über Kopf und Brust und verweilt für einen Moment dort. Sofort spürst du, wie dein Herz in tiefem Rot zu leuchten beginnt, und ja, der Rhythmus des Seins ist eins mit deinem Herzschlag. ›Nun weißt du, wo du mich finden kannst‹, spricht der Rote Fasan zu dir, ›doch nun zieh erst einmal weiter, aber folge nicht dem Pfad entlang des Talkessels, sondern gehe diesen Weg entlang, der direkt in die Mitte des Tales führt.‹ Bevor du ihn verlässt, zeigt er dir das Mudra des Feuers und weist auf das obere Glied deines Mittelfingers.

Du wendest dich um und siehst einen schmalen Pfad durch den Blütenwald, der in diese Richtung führt. Geh ihn nun entlang, zur Mitte des Tales.

Je länger du dem Weg folgst, umso süßer wird der Duft um dich herum. Reife Früchte hängen an Bäumen und Sträuchern, hier und da siehst du schon erste gelbe Blätter an den Bäumen.

Eine kleine Anhöhe lädt zum Ausruhen ein, und du machst Rast hier. Der Weg war anstrengend, und mittlerweile hast du Hunger. Pflück dir ein paar der zahlreichen Früchte, und nähre dich von ihnen. Schmecke ihre Süße und Reife, und spüre, wie die Früchte dich sättigen und zugleich auch stärken, während du auf der Anhöhe sitzt und den Blick schweifen lässt.

Friedliche Gelassenheit erfüllt dich, als du den Weg entlanggehst und wieder den großen Gelben Vogel fliegen siehst, der sich aber nun vor dir auf die Erde niederlässt.

Es ist der Gelbe Phönix, der Herr der Mitte in seinem goldgelben Federkleid. Überall, wo er sich niederlässt, verwandelt sich die Umgebung, transformiert sie sich, und du spürst in seiner Nähe, dass sich auch in dir ein Wandel vollzieht.

Der Gelbe Phönix lädt dich ein, zu ihm zurückzukehren, wenn du seine Energie und Weisheit suchst. Hierzu zeigt er dir das entsprechende Mudra, indem er auf das mittlere Glied deines Mittelfingers weist. Er reicht dir zum Abschied eine runde gelbe Frucht und bietet dir an, sie zu kosten. Du spürst, wie das köstliche Süß der Frucht deinen Magen wärmt und zugleich von ihm ein gelbes Leuchten ausgeht, das deinen Magen strahlen lässt. Bedanke dich beim Gelben Phönix, der dir den Weg weist und nun auf einen Pfad zeigt, der Richtung Westen geht.

Dort entlang gehst du den Hügel wieder hinab, während sich der Phönix wieder in die Lüfte erhebt. Wieder verändert sich die Landschaft, auch das Licht verändert sich, die Abenddämmerung senkt sich herab, und es ist merklich kühler geworden. Die Natur um dich wandelt sich weiter, und die Blätter leuchten nun in den verschiedensten Herbstfarben.

Auch der Boden ist bedeckt von buntem Herbstlaub, und vor dir liegt eine herbstliche Steppe. Hier trennt sich klar die Erde vom Himmel, und es ist, als klärte sich dein Blick für das umliegende Panorama. Die Luft ist rein und klar, als du vor dir wieder ein Wesen entdeckst. Es bewegt sich auf allen Vieren, hat einen kraftvollen Gang, eine große Katze, ja, eine sehr große Katze – es ist ein Tiger, du erkennst es an seinem gestreiften Fell. Doch er ist weiß mit schwarzen Streifen, strahlend weiß, und überall dort, wo er sich entlangbewegt, fallen die alten vertrockneten Blätter ab und machen Platz für das Neue, das einst entstehen soll.

Der große weiße Tiger, der Herrscher dieser Region, begrüßt dich auf deinem Streifzug durch das Tal.

Allmählich verstehst du, dass jedem dieser Wesen eine wichtige Funktion in dieser Landschaft zukommt, jedes seine ureigene Weisheit hat und dass das Zusammenspiel dieser Kräfte die Harmonie des ganzen Seins, des ganzen Lebens ausmacht. Mit seinem klaren und kraftvollen Blick schaut der Tiger dich liebevoll an, und du spürst seinen Atem, der nach erfrischender Minze riecht. Du atmest den Duft ein und spürst, wie sich mit dem Atemzug deine Lungen mit reinstem weißem Licht füllen.

Auch der weiße Tiger zeigt dir zum Abschied sein Mudra und weist auf das mittlere Glied deines Ringfingers.

Dankbar für die Kraft des Tigers machst du dich wieder auf den Weg. Du weißt, dass du auch hierhin jederzeit zurückkehren kannst, um dir Rat und Hilfe zu holen.

Der Abend ist längst unmerklich in die Nacht übergegangen, als du wieder das Ufer des Sees erreichst, auf dessen Oberfläche sich die Sterne spiegeln. In der Ferne siehst du auf dem See die alte weise Schildkröte, und sie scheint dir noch einmal zuzuwinken.

Vom Mondlicht beschienen, findest du den Höhleneingang wieder, aus dem heraus du das Tal unlängst betreten hast.

Das, was zu tun war, ist vollendet, und zufrieden verlässt du das Tal auf deinem Weg durch die Höhle. Nun ist es wieder dunkel, du tastest dich durch den engen, schmalen Kanal hindurch, und es dauert eine Weile, bis du vor dir das Rauschen des Wasserfalls hörst.

Tageslicht dringt in das Dunkel der Höhle, und du erreichst ihren Ausgang. Vorsichtig gehst du den Grad hinter dem Wasserfall entlang und stehst nun wieder vor dem Berghang mit dem Wasserfall. Weiter hinten entdeckst du wieder die zwei Bäume und gehst auf sie zu, als du ein Rufen von der Seite hörst. Es ist der alte Laozi, der offenbar auf dich gewartet hat.

Er kommt auf dich zu und schenkt dir zum Abschied eine Rolle, die du dankbar entgegennimmst. Doch nun wird es Zeit! Stelle dich wieder vor die schimmernde Lichtwand zwischen den zwei Bäumen. Lege die Hände zusammen und verneige dich kurz, dann mache einen Schritt durch die flimmernde Wand aus Licht.

Ein kühler Luftzug umgibt dich, als du wieder in die Landschaft zurückkehrst, aus der heraus du deine Reise begonnen hast.

Du bist nun wieder zu Hause.

Doch wenn du hinspürst, entdeckst du, dass das Licht der Blauen Schildkröte, des Grünen Drachen, des Roten Fasans, des Gelben Phönix und des Weißen Tigers in dir sind.

Bewahre das Licht gut, und erinnere dich daran, dass du jederzeit an diese Plätze der Kraft zurückkehren kannst.«

Lassen Sie sich abschließend etwas Zeit, die Erfahrungen und Eindrücke dieser Reise sacken zu lassen. Später können Sie diese beliebig oft wiederholen,[36] und wenn Sie mit den Fünf Wandlungsphasen vertrauter geworden sind, können auch »Individualreisen« zu dem ein oder anderen Symboltier der Wandlungsphasen unternommen werden, um sich dort Rat und Hilfe zu holen. Diese Form der inneren Reise ist typisch für die daoistische Praxis.

Schlusswort

Am Ende des Buches bleibt mir zu wünschen, dass ich Ihnen, liebe Leserin, lieber Leser, einen tieferen Einblick in das Stille Qigong geben konnte, der Sie vielleicht sogar dazu animieren mag, diesen Weg weiter zu verfolgen. Verglichen mit dem »Gebirge« des Qigong ist dieses Buch sicherlich nur ein gemeinsamer Spaziergang auf eine Alm – nicht die Klettertour auf die steilen Pfade, die es sicherlich gibt, die aber einen guten Lehrer oder eine gute Lehrerin erfordert. So Ihnen aber der Spaziergang gefallen hat und die Aussicht von hier aus Sie anspricht, bietet Ihnen das Adressverzeichnis im Anhang die Möglichkeit, dort weiterführende Hilfen und entsprechende »Bergführer« zu finden.

Krankheit und Leid entstehen nicht zuletzt dadurch, dass wir aus dem natürlichen Kreislauf des Seins herausgetreten sind, nicht im Einklang mit den Energien in uns und um uns, nicht im Einklang mit dem Dao sind. Die Praxis des Qigong besteht jedoch letztendlich nicht im fortwährenden Manipulieren der Energien, sondern sein Ziel liegt in der Rückkehr zum Einklang. Das bedeutet, dass die Einflussnahme auf den Lauf des Qi nur eine Vorstufe ist, welche dazu führen soll, wieder dem natürlichen Lauf des Qi zu folgen.

Deshalb bietet die Rückkehr zur Stille, zum Licht des Herzens, die Chance, die wahre Natur des Seins zu erfahren, sie zu realisieren und zu aktualisieren. Hieraus entsteht ganz natürlich *wu wei*, das Handeln, ohne zu handeln. Auf das Qigong übertragen bedeutet dies, mit dem Qi zu arbeiten, ohne mit dem Qi zu arbeiten.

Genießen sie also nicht allein das Beschauen der Landkarte, sondern nutzen Sie sie, um sich auf die Reise zu machen, auf die Reise zur Stille, zu sich selbst und damit zur ganzen Welt. Ich wünsche Ihnen hierzu viel Erfolg und gute Reise. Lauschen Sie hinein in die Stille, und entdecken Sie in Ihrem Licht Ihr wahres Wesen – jenes, das immer schon da war und ebenso immer sein wird.

Ihr
Paul Shoju Schwerdt

Anhang

Der daoistische Klassiker »Tianyinzi«, übersetzt und kommentiert

Über den Buddhismus gibt es mittlerweile unzählige Publikationen. Es existiert kaum ein Grundlagenwerk, das nicht aus dem Sanskrit, dem Japanischen oder Chinesischen übersetzt worden wäre – und das in die verschiedensten Sprachen.
Auch der daoistische Kanon ist recht umfangreich, aber hier ist die nichtchinesische Literatur sehr spärlich. Sicher finden sich zahlreiche Übersetzungen des Daodejing – und die in den verschiedensten Sprachen –, desgleichen ist Zhuangzi sehr populär, und darauf mehr oder minder aufbauend findet sich auch umfangreiche Literatur über Dao im Sinne einer entspannten Lebenshaltung oder als nette Lektüre vor dem Kaminfeuer. Der Daozang (daoistische Kanon) umfasst jedoch aberhunderte weitere Werke, wobei allerdings gesagt werden muss, dass er auch über das Bedürfnis der Literaten und Philosophen hinausgeht. Und Letztere waren es, nicht die Praktiker, die zumeist über den Dao schrieben. Deshalb füge ich diesem Buch über Stilles Qigong bewusst einen klassischen Text des Daoismus an, in dem es um eben diese Praxis geht.

Im Folgenden habe ich fünf von acht Kapiteln eines daoistischen Klassikers, des Tianyinzi, erstmals ins Deutsche übersetzt und kommentiert. Der Großteil des daoistischen Kanons liegt, wie gesagt, nur in chinesischer Sprache vor; kaum etwas wurde ins Deutsche übersetzt. Das Tianyinzi wird dem daoistischen Adepten Sima Chengzhen (647–735) zugeschrieben, der es von einem Eremiten namens Tianyinzi (chin.: himmlischer Einsiedler) erhielt.
Das Tianyinzi, im chinesischen Daozang zu finden unter DZ 1017 und DZ 1026, wurde von mir unter Berücksichtigung der eng-

lischen Übersetzungen von Livia Kohn (*Seven Steps to the Dao*[37]) und Louis Komjathy (*Handbooks for Daoist Practice*[38]) ins Deutsche übertragen.

Das Tainyinzi ist ein wunderbarer, inspirierender Text, der klare Anweisungen zur energetisch-meditativen Praxis bietet.

1. Geistige Unsterblichkeit

Wird ein Mensch geboren, so wird er mit dem Qi der Leere ausgestattet.

Der Philosoph Merleau-Ponty beschreibt das Geborenwerden als inkarnieren, in die Lebenswelt geworfen werden.

Ausgestattet mit unseren Sinnen, treten wir ein in diese Welt, doch mit dem Qi der Leere, dem Agens des So-Seins. Alles ist leer, im Sinne von *wuji*, alles ist da, jedoch ohne Etiketten. Alles ist so, wie es ist. Das ist das Qi der Leere (das Absolute).

Seine Lebensessenz und Einsicht sind verbunden und erwacht. Wird das Lernen nicht behindert, so sprechen wir vom Geist.

Aus dem Absoluten kommend, treten nun das nachgeburtliche Jing und Shen (das Relative) in Aktion. Wir nehmen die Verschiedenheit der Dinge mit unseren Sinnen wahr, ordnen sie, sortieren sie ein, geben ihnen Namen, um mit ihnen umgehen zu können, um in der Lebenswelt überleben zu können. Wir differenzieren die Dinge voneinander, uns selbst von den Dingen, um uns selbst in Beziehung zum Sein erfahren zu können. Bewusstsein, Geist, entwickelt sich.

Lasse den Geist eine Heimstatt finden und sein Strahlen nach außen leuchten. Dies wird dich auf natürliche Weise von normalen Menschen unterscheiden.

Im daoistischen Weltbild hat das Shen, der Geist, seine Heimstatt im Herzen. Ist das Herz in Unruhe, aufgewühlt oder rastlos, findet der

Geist keine rechte Heimstatt dort und irrt umher. Ist das Herz getrübt, schwermütig oder benebelt, vermag das Strahlen des Geistes nicht nach außen zu dringen.

Der »normale Mensch« ist hier jener, dessen Herz beständig beschäftigt ist mit Begehren, Nachjagen, Sehnsüchten, Leidenschaften, und der dem buddhistischen Bild des »hungrigen Geistes« entspricht. Der hungrige Geist wird dargestellt als Wesen mit einem großen weiten Maul, großen Händen und einem ganz dünnen Hals. Er ist beständig damit beschäftigt, zu sehen, was er nicht hat, aber unbedingt haben zu müssen glaubt. So rafft er alles in seinen großen Rachen, vermag aber durch den dünnen Hals nichts davon aufzunehmen.

Du wirst ein geistiger Unsterblicher genannt werden, und dennoch, ein geistiger Unsterblicher ist ein menschliches Wesen.

Jener, der seinen Herzgeist befriedet hat, dessen Geist vermag nach außen zu leuchten, das heißt, dessen Wesen vermag sich in allem zu offenbaren, weshalb er ein geistiger Unsterblicher genannt wird.

Das Erreichen geistiger Unsterblichkeit liegt in der Kultivierung des Qi der Leere und in dem Zustand, den Verwicklungen des normalen Lebens zu entsagen.

Neben dem vorgeburtlichen Shen (dem Absoluten) entwickelt sich das nachgeburtliche (das Relative), doch gilt es, das Absolute weiterhin zu kultivieren und immer wieder auch zu realisieren, dass alles eins ist, selbst auch in der Verschiedenheit der Dinge, die das Sein ausmachen.

Den Verwicklungen des normalen Lebens zu entsagen bedeutet nicht explizit, ein Eremit zu werden. Was sind diese Verwicklungen? Es sind die abertausend Etiketten, die wir den Dingen gegeben haben; wie wir sie in Relation zueinander stellen, miteinander verbinden und uns selbst glauben machen, dies sei die Realität. All diese Etiketten und Konzepte sind nichts als eine Landkarte, und wir neigen dazu, die Landkarte für die Landschaft zu halten.

Der Zustand, diesen Verwicklungen zu entsagen, bedeutet nichts anderes, als das, was Avalokiteshvara-Buddha im Herz-Sutra benennt, zu erkennen: Form ist Leere, Leere ist Form; die gleichzeitige Koexistenz von Absolutem und Relativem, nicht zwei, nicht eins.

Es wird gefunden im Folgen unseres eigenen Soseins und sich nicht von falschen Ansichten täuschen lassen.

Dieser Satz unterstreicht und verdeutlicht den vorangegangenen: Es geht darum, das Sein, alle Dinge, so zu nehmen und zu verstehen, wie sie sind, in ihrem Sosein, jenseits der Etiketten und Konzepte, denn dies sind die falschen Ansichten (denn es sind letztendlich nicht die Dinge selbst, sondern nur Konzepte bzw. Etiketten).

Freude und Wut, Traurigkeit und Furcht, Liebe, Hass und Begierden sind die sieben Perversionen der Gefühle.

Hier werden zur Verdeutlichung nochmals jene emotionalen Zustände aufgezählt, die das Herz trüben oder blenden und damit verhindern, dass der Geist sich entfalten kann. Sie sind nahezu identisch mit den im Buddhismus genannten Geistesgiften (siehe auch den Abschnitt »Umgang mit Emotionen«, S. 49). Im Daoismus finden wir häufig die Empfehlung, gemäßigt mit den Zuständen umzugehen. Dies meint nicht, jegliche Form von Gefühlszuständen zu vermeiden (was sowieso nicht möglich ist), wohl aber Extreme zu vermeiden – und wenn wir genauer hinschauen, können wir sehen, dass wir oft geradezu eine Kultur dieser extremen Gefühlsformen pflegen.

Wind und Feuchtigkeit, Kälte und Hitze, Hunger und Übersättigung, Mühe und Stolz sind die acht Perversionen des Qi. Jene zu meiden bedeutet, Unsterblichkeit zu entwickeln.

In diesem Abschnitt werden die Auswirkungen unseres Handelns beschrieben (Qi ist das Agens, der »Beweger«). Mit Wind, Feuchtigkeit, Kälte und Hitze sind hier nicht klimatische Faktoren gemeint, sondern pathogene Zustände des Körpers, wie sie uns auch in der traditionellen chinesischen Medizin begegnen,[39] die uns ebenso wie Hunger und Übersättigung krank werden lassen und unseren Geist trüben. Mühe bedeutet hier nicht »sich bemühen«, sondern »sich abmühen« in einer Tätigkeit oder Absicht, ein die natürlichen Grenzen ignorierendes Agieren, ein Verausgaben. Auch der Stolz ist ein Geistesgift: Er bewirkt, bezogen auf unser Handeln, dass wir uns von eigenen Taten oder vermeintlichen Erkenntnissen blenden lassen.

»Jene zu meiden« – der Ausdruck scheint eindeutig ein Vermeiden zu implizieren. Doch wie vermeiden? Wohl kaum in dem Sinne, als dürfe ich das Haus nicht verlassen, um nicht im Straßenverkehr umzukommen – denn das Leben erfordert, dass wir immer wieder auch das Haus verlassen. »Jene zu meiden« bedeutet in diesem Beispiel vielmehr zu lernen, mit dem Straßenverkehr umzugehen, oder, um es mit Liezi zu sagen, die Gesetzmäßigkeiten des Straßenverkehrs zu erkennen und uns so zu verhalten, dass wir im Einklang mit ihnen sind. Dies bedeutet, ein »Unsterblicher« im Straßenverkehr zu werden.

2. Einfachheit

Das Yijing sagt: Der Weg von Himmel und Erde ist einfach. Was bedeutet das? Tianyinzi sagt: Der Himmel ist über meinem Kopf und die Erde unter meinen Füßen. Öffne ich meine Augen, kann ich sie klar sehen, ohne mich auf irgendetwas Verbindendes, Künstliches zwecks Kommunikation beziehen zu müssen. So sage ich, dass vollkommene Einfachheit die Tugend der Unsterblichkeit ist.

Diese Worte sind so klar, dass ein Kommentar eigentlich überflüssig ist. Dennoch: Hier beschreibt der Himmlische Einsiedler aus der Sicht der Erleuchtung, indem er schlicht und ergreifend die Dinge und das Sein in ihrem Sosein erfährt und behandelt. Er verweist auf die Etiketten und Konzepte als etwas Künstliches, welches allein der Kommunikation dient, aber nicht real ist.

Welcher Pfad sollte nun also benutzt werden, um dies zu suchen?

Eine einfache und doch essenzielle Frage. Das Erkennen der Nondualität ist das eine. Das andere aber ist die Frage: Wie es kultivieren, umsetzen? Es ist eben nicht damit getan zu sagen: »Na klar, alles ist eins, alles ist erleuchtet!« Vielmehr geht es darum, wie wir diese Erkenntnis realisieren und aktualisieren. Immer wieder. Von Augenblick zu Augenblick. Und hierzu bedarf es eines Pfades.

Der Meister der Himmlischen Einsiedler sagt: Ohne zu suchen, kannst du nicht finden; ohne Pfad kannst du kein Ziel erreichen. Willst du geistige Unsterblichkeit studieren, so musst du zunächst Einfachheit realisieren.

Mancher mag hier argumentieren »Moment mal! Da die Dinge leer sind, gibt es doch nichts zu suchen, und Wissen ist doch letztendlich nur die Anhäufung von ebenso leeren Konzepten!« Doch dies ist eine rein kognitive Schlussfolgerung, ein weiterer leerer Erkenntnisspruch in unserer inneren Bibliothek schlauer und weiser Sprüche. Wir können sie noch so oft innerlich und äußerlich rezitieren – allein die Realisierung und Aktualisierung bringen uns in den Fluss mit dem Dao, alles andere ist nur ein »Reden über den Dao«.

»Ohne zu suchen, kannst du nicht finden« mag besser übersetzt werden mit »ohne Erfahrung keine wahre Erkenntnis«. Es ist wie jener Zen-Koan, der da fragt: »Du stehst auf einem hundert Meter hohen Pfahl und musst einen Schritt machen. Was tust du?« In jedem Moment unseres Lebens stehen wir auf solch einem Pfahl, und es ist an uns, zu gehen.

Was ist das Ziel, das es zu erreichen gilt? Manche nennen es Unsterblichkeit, andere Erleuchtung. »Aber sagte Buddha nicht, alle Wesen sind von Anfang an erleuchtet?« Ja – doch wir müssen es realisieren und aktualisieren! Solange wir dies nicht tun, ist es ein weiteres theoretisches Konzept in unserem Kopf, mehr nicht.

Wie realisieren wir Einfachheit? Alle Dinge haben ihr eigenes Qi, alle haben ihre eigene innewohnende Weisheitsenergie, im Sanskrit *prajña*. Wasser ist nass. Nass ist ein Prajña-Aspekt des Wassers.

Wenn meinem Körper heiß ist, dann schwitzt er. Das ist die Weisheit meines Körpers (neben vielen anderen). Der Vogel fliegt, der Fisch schwimmt. Das ist das Realisieren von Einfachheit.

Sind die Lehren komplex, ungewöhnlich oder verschlagen, so werden sie die Menschen fehlleiten. Sie würden nicht zur Quelle zurückgeleitet werden. Dies ist nicht meine Lehre.

Hier verweist der Meister Himmlischer Einsiedler auf die Gefahr, sich in den Myriaden von Formen (und Worten) zu verlaufen, statt zur Quelle zurückzukehren. Schon im Altertum gab es starke Tendenzen, die Lehren immer weiter zu abstrahieren, zu verschlüsseln, komplexer zu interpretieren oder – um das Bild des Kuchens zu gebrauchen – den Kuchen in noch kleinere Teile aufzuschneiden und Teile des Kuchens wiederum in hunderte Teilchen zu zerlegen, neue Etiketten zu erdenken etc.

Anmerkung: Es gibt Leute, die die Unsterblichkeit studieren, aber, im Gegenteil, nur in die Irre geleitet sind. Ebenso gibt es Leute, die den Atem (Qigong) üben, jedoch nur krank dadurch werden. (Daoshu 2,4b)

Im Daoshu findet sich zum Text Tianyinzi noch die oben zitierte Anmerkung. Manche streben Unsterblichkeit an, um möglichst lange in der Illusionswelt der Matrix zu verweilen. Doch kommt der Impuls nicht aus dem innewohnenden Geist, sondern aus dem Begehren des Herzens heraus. Dies jedoch verhindert die wahre Entfaltung des ursprünglichen, innewohnenden Geistes. Jene, die diesem Pfad folgen, sind die in die Irre Geleiteten.

Weiterhin führt der Text jene auf, die Qigong missbrauchen und hierdurch krank werden. Man mag sich fragen, wie denn etwas so Gesundes wie Qigong krank machen könnte. Ein Beispiel aus eigener Erfahrung in Qigong-Gruppen:

Es bietet sich geradezu an, eigene Grenzen zu überschreiten mit der Begründung: »Aber ich mache ja jetzt Qigong!« Es scheint weit verbreitet, viele Stunden der Woche damit zu verbringen, sein *Jing* aus dem Fenster zu werfen, welches gerechtfertigt wird mit 1,5 Stunden Qigong in der Woche. Das ist wie in dem bereits angeführten Beispiel eines Bootes mit Löchern: Es läuft langsam voll. Doch was nutzt es, wenn ich zweimal täglich Wasser aus dem Boot schöpfe, aber den Rest der Zeit damit verbringe, weiterhin fleißig Löcher hineinzubohren?

Eine weitere Gefahr kann darin liegen, Qigong ohne gute fachkundige Anleitung zu praktizieren.

3. Gradweiser Fortschritt zum Tor des Dao

Im Yijing gibt es das Hexagramm jian, *»Voranschreitender Fortschritt«. Laozi spricht vom »wunderbaren Tor«. Wenn Menschen innere Vervollkommnung kultivieren und ihre Natur realisieren, sollten sie nicht plötzliche Erleuchtung erwarten.*

Eine weit verbreitete Vorstellung von Erleuchtung ist die, dass sie eintritt, und dann »war es das«, dann ist man erleuchtet (»ich habe fertig!«, wie der italienische Nationaltrainer sagen würde). Verbunden mit dieser Vorstellung sind diverse illustre Konzepte, wie und was man dann ist. Die meisten von uns hatten in ihrem Leben schon die eine oder andere Erleuchtungserfahrung, einen Moment tiefen inneren Verständnisses, des Einklangs mit dem Sein. Doch dies ist nicht mehr als ein Moment. Es ist, als säßen wir in einem Kino, während des Films ginge für einen Augenblick das Licht an, und wir würden einen Moment der Realisation erfahren. Doch der Film geht weiter, das Licht schnell wieder aus, und wir folgen fasziniert weiter dem Film, in dem nun auch ein/e Erleuchtete/r mitspielt.

Nur durch beständige Praxis, durch Vervollkommnung und Kultivieren können wir lernen, diesen »Lichtschalter« zu bewegen bzw. unsere eigene Natur realisieren. Immer wieder.

Vielmehr müssen sie Stück für Stück voranschreiten und friedvoll die Techniken praktizieren. Dementsprechend wurden die folgenden voranschreitenden Tore benannt:
Das erste ist Fasten und Enthaltung.
Das zweite ist Abgeschiedenheit.
Das dritte ist Visualisierung und Imagination.
Das vierte ist Sitzen in Vergessenheit.
Das fünfte ist die Befreiung des Geistes.

Alles Werden, Entstehen und Vergehen ist ein Prozess, vollzieht sich in Phasen, ebenso die Entwicklung. All unsere Verhaltens- und Denkmuster haben wir über Jahrzehnte trainiert, tagtäglich. Wie sollten wir unseren Herzgeist, jenen unbändigen Affen, den wir über Jahrzehnte im »Höher-schneller-weiter-mehr« trainiert haben, durch das Lesen eines Textes oder durch zwei, drei Übungssequenzen befrieden können? Vielmehr bedarf es hier eines Kultivierungsprozesses, welcher zugleich Reifungsprozess ist.

Zu der Erkenntnis, dass ein Weg notwendig ist, mögen wir schnell gelangen, doch den Weg zu begehen geschieht in Etappen, vollzieht sich schrittweise. Der Begriff des Tores wird hier nicht ohne Grund verwendet. Er symbolisiert die Notwendigkeit des Hindurchschreitens. Das Tor sehen ist das eine – das Durchschreiten etwas vollkommen anderes.

Der Autor verwendet hier fünf Tore bzw. beschreibt den Weg anhand von fünf Formen der Schulung. Je nach Tradition und Auslegung gibt es hierzu verschiedene Wegmodelle. Da er sich aber um Einfachheit bemüht, reduziert er den Prozess auf fünf Phasen bzw. Tore, innerhalb derer er die Essenzen der Entwicklung behandelt.

Was bedeutet nun Fasten und Enthaltung? Es bedeutet, den Körper zu reinigen und den Geist zu leeren. Was bedeutet Abgeschiedenheit? Es bedeutet, sich tief in das Meditationszimmer zurückzuziehen. Was bedeutet Visualisierung und Imagination? Es bedeutet, den Geist zu zähmen und die ursprüngliche Natur wiederherzustellen.
Was bedeutet Sitzen in Vergessenheit? Es bedeutet, die eigene Form zu verlassen und sich selbst zu vergessen. Was bedeutet Befrei-

ung des Geistes? Es bedeutet, dass die zehntausend Dharmas (die gesamte Existenz) vom Geist durchdrungen werden.

Wenn jemand nach diesen fünf Schritten arbeitet, so wird er den ersten Schritt vollenden, um dann schrittweise voranzugehen, um Schritt zwei zu kultivieren. Hat er Schritt zwei vollendet, wird er zu Schritt drei weitergehen. Ebenso Schritt vier und fünf. Hierbei wird er die geistige Unsterblichkeit erlangen.

Diesen Abschnitt lasse ich unkommentiert, da er im Folgenden ausführlicher erläutert wird.

4. Fasten und Enthaltung

Fasten und Enthaltung bedeutet nicht allein, dass man nur von Gemüse und Pilzen lebt. Den Körper zu reinigen bedeutet nicht allein zu baden, um den Schmutz zu entfernen. Vielmehr verweist es auf die Methode der Regulierung der Nahrungsaufnahme, so dass sie vollkommen ausgewogen ist, und eine Massagepraxis, welche den Körper mit einem Glühen strahlen lässt.

Das erste Tor des Fastens und der Enthaltung verweist wunderbar auf das ganz Alltägliche, auf unsere Ernährung und Körperpflege. Das erste Tor beginnt sozusagen schon beim Frühstück!

Hören wir Fasten und Enthaltung, steigt in unseren Köpfen schnell das Bild von Askese auf, doch der Himmlische Einsiedler macht direkt zu Beginn deutlich: Nein, das ist es nicht! Daoisten vermeiden jegliche Form von Extremen, da sie Körper und Geist schaden. Wohl aber wissen sie um eine gesunde Diätetik.[40]

Ebenso gibt es in der daoistischen wie auch in der buddhistischen Praxis zahlreiche Selbstmassagetechniken, die dazu dienen, das Qi und das Blut im Körper zu aktivieren und in Fluss zu bringen.

Wie schon oft, vergleiche ich den Menschen hier mit einem Auto (weil es so die meisten verstehen): Es geht zum einen darum, welchen Sprit ich tanke, und zum anderen darum, das Fahrzeug regelmäßig zu warten, die Gelenke zu ölen und es sauber zu halten, damit es gut fährt – und dies nicht nur an Sonn- und Feiertagen, sondern im ganz alltäglichen Leben.

Der Mensch ist ausgestattet mit dem Qi der fünf Phasen, und er ernährt sich von Dingen, die gleichfalls den fünf Phasen zugeordnet sind.

Im chinesischen Seinsverständnis werden die Organe des menschlichen Körpers in Form eines Funktionskreislaufes gesehen und verstanden. Innerhalb dieses Kreislaufes nähren, stützen und kontrollieren sich die fünf Funktionskreise gegenseitig und halten so den Mikrokosmos Mensch in der Balance. Jede Form von Erkrankung auf physischer, psychischer und/oder mentaler Ebene kann als eine Störung innerhalb dieses Funktionskreislaufes gesehen und behandelt werden. Ebenso können alle Dinge, auch Nahrungsmittel, innerhalb der fünf Wandlungsphasen bzw. Elemente kategorisiert werden. Durch entsprechende ausgewogene Ernährung sind wir in der Lage, das Qi der fünf Wandlungsphasen gleichmäßig fließen zu lassen, zu stärken und im Falle einer Störung entsprechend zu behandeln.

Vom Moment der Formannahme im Mutterleib an atmet der Mensch ein und aus, und Blut und Essenz zirkulieren. Wie sollte es für ihn möglich sein, mit dem Essen aufzuhören und ewiges Leben zu erreichen?

Die Bewegung von Qi/Essenz und Blut ist essenziell, die Nahrungsaufnahme Grundvoraussetzung zum Leben. Eine entsprechende Verweigerung wäre eine Verweigerung gegenüber dem Leben. Auch hier wird mit dem Bild des Asketen aufgeräumt, der allein von Luft und Geist lebt. Sicherlich gab es immer wieder Asketen, die diesen Weg wählten, und es gibt sie noch, doch der Meister weist hier deutlich darauf hin, dass dies nicht der Weg seiner (daoistischen) Lehre und per se unverständlich ist.

Die Allgemeinheit realisiert gewöhnlich nicht, dass Fasten und vom Qi leben nur phasenweise Maßnahmen der Daoisten sind. Es bedeu-

tet nicht, dass wir vollkommen aufhören, Getreide zu essen. Sprechen wir von Fasten und Enthaltung, so beziehen wir uns vielmehr auf die Reinigung des Nährens und das Mäßigen der Einnahme. Wenn man Hunger hat, isst man – doch nie bis zur Sättigung. Dies meinen wir mit Harmonie und Balance.

Iss nichts, was nicht gut gekocht ist! Vermeide stark gewürzte Mahlzeiten (wörtlich: worin die fünf Aromen im Überschuss sind)! Iss nichts, was verwest ist oder konserviert. Das sind die Basis-Enthaltungen.

Massiere deine Haut mit den Händen, so dass sie feucht und heiß wird. Das wird jede Erkältung heraustreiben. Der Körper wird mit einem Glühen erstrahlen!

Vermeide langes Sitzen, langes Stehen und langes zehrendes Arbeiten. All dies sind Grundenthaltungen, die dazu dienen, den Körper zu regulieren und im Gleichgewicht zu halten. Ist der Körper gestärkt, so ist das Qi vollständig. Deshalb sind Reinigung und Enthaltung die erste Stufe der Tore zum allmählichen Fortschritt.

In diesem Abschnitt vermittelt der Meister klare und einfache Hinweise, die keines Kommentars bedürfen.

5. Abgeschiedenheit

Was bedeutet Abgeschiedenheit? Es hat nichts damit zu tun, in stilvollen Hallen, höhlenartigen Gewölben, auf doppelten Matten oder dickem Teppich zu leben. Es bedeutet, mit dem Gesicht Richtung Süden blickend zu sitzen, mit dem Kopf Richtung Osten zu schlafen, in allem den harmonischen Rhythmus von Yin und Yang zu gewährleisten.

Hell und dunkel sollten im Gleichgewicht sein. Der Raum sollte nicht zu hoch sein. Ist er zu hoch, dann dominiert das Yang, und das Helle wäre zu stark. Ebenso sollte er nicht zu niedrig sein, denn dann würde das Yin dominieren und das Dunkle überwiegen. Der Grund zu dieser Vorsicht ist, dass die Po-Seele[41] verletzt würde, wenn es zu hell ist. Ist es zu dunkel, würde die Hun-Seele leiden. Bei den Menschen ist die Hun-Seele (ätherisch) yang und die Po-Seele (körper-

lich) yin. Jede Verletzung der beiden durch hell oder dunkel wird Krankheit hervorrufen. Sind diese Dinge gut ausgewogen, so sprechen wir vom Zimmer der Zurückgezogenheit.

Auch hier wird mit einem Klischee aufgeräumt: Es geht nicht um Dekor und Ambiente, so romantisch auch die Vorstellung von einsamen Tempeln und Berghöhlen ist, sondern schlicht und einfach um den bewussten Umgang mit dem Raum, in dem wir praktizieren. Die alten Daoisten waren die Gründerväter der heute populären Fengshui-Lehre, der Kunst, die Energie des Raumes bewusst zu nutzen und zu handhaben.

Ebenso sollte man nicht vergessen, dass es unter den Qi-Formen von Himmel und Erde ebenso verletzendes Yang gibt, welches das Fleisch verletzt, oder auch laszives Yin, das den Körper überwältigt. Davor sollte man sich natürlich schützen.

Der Begriff »Qi-Formen von Himmel und Erde« umfasst alle darin enthaltenen Qi-Formen, also unendlich viele. Der Meister Himmlischer Einsiedler weist hier allgemein darauf hin, verletzendes Yang oder Yin zu meiden. Ein paar Beispiele:

- Verletzendes Yang: Ein zu hartes Sitzkissen, spitze oder herausragende Tischkanten, Stapel von überragenden Kisten und Ablagen auf einem Schrank, zu helles Licht etc.
- Verletzendes Yin: Ein zu weiches Sitzkissen (zum Beispiel auf dem Bett), gähnende (im wahrsten Sinne des Wortes) Leere, große Fenster mit weitem Landschaftspanorama, Abhänge, schummriges Licht etc.

Hier auch einige Beispiele für »soziales Fengshui« mit extremen Yin- oder Yang-Anteilen: ein Kindergeburtstag, ein Mittwochnachmittag im Seniorenstift, ein Single-Abend mit einer einzigen Leonard Cohen-CD bei Kerzenschein, ein Rammstein-Konzert, ...
  Vielleicht mögen Sie an dieser Stelle einwenden, dass ein Kindergeburtstag, Leonard Cohen oder Rammstein doch nicht durchweg

schlecht seien. Oft neigen wir sogar zu Extremen in der einen oder anderen Richtung. Die essenzielle Frage ist hier allerdings, ob es unseren Herzgeist befriedet und das Shen erstrahlen lässt oder aber eher den Geist trübt. Natürlich lassen sich im Alltag manche Extremsituationen nicht ganz vermeiden, doch dann ist es um so wichtiger, für Ausgleich zu sorgen.

So weit das Qi um uns herum. Ebenso aber kann es auch verletzendes Yang und Yin in unserem Körper geben, welches sich am ehesten in meiner Standardwarnung spiegelt: Wir haben die Tendenz, uns beständig entweder zu über- (Yang) oder zu unterfordern (Yin). Zu viel Yang (Feuer) verbrennt das Yin, und zu viel Yin (Wasser) ertränkt das Feuer. Das heißt im Klartext, dass uns beim Kochen – bei der »Zubereitung des Lebens« – weder ein angebrannter Topf noch eine verloschene Herdflamme weiterhilft.

Es gibt keinen Fortschritt des Kultivierens und Nährens, solange diese Anweisungen nicht befolgt werden. Deshalb sagt Tianyinzi: Der Raum, in dem ich lebe, hat Fenster an allen vier Seiten. Kommt Wind auf, schließe ich sie. Legt sich der Wind, öffne ich sie wieder. Vor meinem Meditationsplatz hängt ein Vorhang, dahinter ein Schirm. Ist es zu hell, dann ziehe ich den Vorhang, um innen die Helligkeit zu regulieren. Wird es zu dunkel, dann ziehe ich den Vorhang wieder auf, um Licht von außen einzulassen.

Diese Sätze sind ein wunderbares Beispiel für die Einfachheit der Seinskultivierung im Umgang mit den uns umgebenden Energien. Wenn es regnet, öffne ich den Schirm. Endet der Regen, schließe ich ihn wieder. Diese Beispiele mögen für uns banal und einfach klingen und doch – schauen wir genauer hin, können wir entdecken, dass wir diesen Weg oft nicht gehen. Ich möchte es Ihnen verdeutlichen:

Beispiel eins sei Tianyinzis »Wind kommt auf«: Wir sitzen im Zimmer und merken, es zieht plötzlich. »Warum zieht es ausgerechnet jetzt, wo ich mich gerade hingesetzt habe?«, fragen wir uns. »Ich hätte direkt, als wir eingezogen sind, das andere Zimmer nehmen sollen statt diesem hier. Es ist sowieso zu klein, und ich hätte den schönen Schrank von Tante Erna nicht auf den Sperrmüll werfen müssen. Vielleicht sollte ich mir einen Schal anziehen? Von Durchzug bekomme ich immer schnell einen steifen Nacken. Aber Sitzen mit Schal an sieht uncool aus, außerdem würde ich bestimmt schwitzen. Aber ein Glück, dass ich nicht allergisch bin, draußen ist gerade das Gras gemäht und ich würde hier herumnießen ...«

Beispiel zwei, »es regnet«: »Ausgerechnet wenn ich frei habe und mal draußen herumlaufe, fängt es an zu regnen! Hätte es nicht gestern regnen können, als ich eh im Büro saß? Diese Stadt ist aber auch ein Regenloch! Aber wohin sollte ich denn ziehen? Ob ich anderswo solch einen Job bekäme, sei mal dahingestellt. Aber nur wegen des Wetters in eine andere Stadt ziehen wäre ja auch Quatsch. Ich geh wieder rein. Aber dann hänge ich ja wieder drinnen, und ich wollte doch mal raus ...«

Ich bin sicher, auch Sie kennen Situationen, in denen wir eben nicht das Sosein realisieren und adäquat damit umgehen, sondern an unseren Konzepten festhalten. Dadurch kultivieren wir weniger das Sein, als dass wir eine Fortsetzung in unserem Matrix-Drama schreiben.

Innerlich beruhige ich meinen Geist, äußerlich die Augen. Geist und Augen sollten vollkommen in Frieden sein. Wenn entweder Licht oder Dunkelheit vorherrscht, dann sind zu viele Gedanken und Begierden da. Wie könnte ich mich da innerlich und äußerlich beruhigen? So also ist Abgeschiedenheit der zweite Schritt im Studium des Dao.

Innen und Außen wirken, und sie stehen in Wechselbeziehung. Das Äußere wirkt auf das Innere, und ebenso wirkt das Innere auf das Äußere. Beruhige ich meinen Herzgeist, werden meine Augen auch nicht nach Objekten suchen. Beruhige ich meine Augen (das heißt, ich achte darauf, dass das weder Licht zum Träumen verleitet noch Objekte mich zum Betrachten einladen), so nähre ich nicht das Begehren meines Herzgeistes.

Abgeschiedenheit meint also nicht Isolation, sondern vielmehr den bewussten Umgang mit dem Sein, innerlich wie äußerlich.

Häufig gestellte Fragen

An dieser Stelle möchte ich einige typische und häufig gestellte Fragen beantworten, die im Zusammenhang mit dem Stillen Qigong gestellt werden und die mir immer wieder begegnen.

Ich praktiziere schon länger eine andere Meditationsform. Macht es Sinn für mich, nun auch Stilles Qigong zu üben?

»Ich esse seit längerem Kartoffeln, kann ich auch Möhren essen?« Ja, können Sie. Je nach Schule sollten Sie dies jedoch mit Ihrer Lehrerin oder Ihrem Lehrer abklären. Wenn Sie einen spirituellen Weg gehen, steht dem ja nicht entgegen, etwas für den eigenen inneren Haushalt zu tun. Wie im Buch erwähnt, entstammt das Stille Qigong ja vor allem der buddhistischen und daoistischen Tradition.

Vielleicht erübrigt sich die Frage auch, wenn wir sie einmal so formulieren: »Macht es Sinn für mich, neben meiner bereits praktizierten Methode eine Praxis zu beginnen, die mich zu Stille und Klarheit führt?«

Im Sitzen schlafen mir recht schnell die Beine ein. Das ist doch gegen die Harmonie meines Körpers und ein Signal, das besser zu lassen, oder?

Unser bequemes Ego findet Tausende solcher Argumente, warum wir etwas Unbequemes vielleicht besser lassen sollten. Wenn wir etwas mit unserem Körper unternehmen, was für ihn neu ist, reagiert er immer mit einem »Überforderungsmuster«. Macht uns das Neue Spaß, nehmen wir es gern in Kauf, ignorieren es sogar teilweise vollkommen. Erinnern Sie sich an die letzte gelungene Party, auf der Sie gern zu Gast waren und bis spät in die Nacht getanzt haben? Haben Sie gemerkt, dass Sie Ihre Füße ziemlich überforderten? Erst am nächsten Tag, richtig? Aber Sie haben nicht als Konsequenz daraus geschlossen, dass Sie nun nicht mehr auf tolle Partys gehen, weil das der Harmonie Ihres Körpers widerspricht. Vielmehr haben Sie sich überlegt, demnächst andere Schuhe anzuziehen, beim Tanzen auch Pausen einzulegen und nicht zuletzt, dass Sie öfter einmal wieder tanzen sollten. Es tut gut!

Genauso ist es mit dem Sitzen.

Ich habe weder vor, Buddhist oder Daoist noch sonst etwas zu werden. Kann ich dennoch eine solche Praxis üben?

Viele christliche Klöster haben früher Bier gebraut, doch man muss nicht Christ sein, um ein gutes Bier zu trinken. Sein Leben zu kultivieren, Sorge zu tragen für die Aspekte des Seins, Einkehren in die Stille – das ist jenseits jeglicher Konfession.

Muss man an besondere Kräfte und Energien glauben, damit Qigong wirksam ist?

Ja und nein. Sie müssen nicht daran glauben. Aber es ist erforderlich, dass Sie Qigong ernsthaft, entschlossen und konzentriert praktizieren. Stellen Sie sich vor, Sie balancieren über ein Drahtseil und denken dabei, es funktioniere sowieso nicht. Was passiert?

Ein häufig verwendetes Bild in diesem Zusammenhang ist auch die Vorstellung, einen randvollen Topf siedendheißen Öls von einem Platz zum anderen zu tragen. Es geht nicht darum, dass Sie an die Kräfte und Energien glauben, sondern vielmehr, wie Sie damit umgehen, sie handhaben.

Wenn ich übe, lenken mich meine Gedanken oft ab, und immer gerade dann, wenn ich ein Stück tiefer gelangt bin, geht der Film von vorne los.

Dies geschieht, wenn Sie mit der Wertungsmesslatte neben sich sitzen und den eingebauten »Kritiker« weiter kultivieren. Mit längerer Praxis werden Sie feststellen, dass diese Gedankenströme abebben, leiser werden – denn sie sind nur laut, wenn da ein Zuhörer ist. Wenn Sie den Kritikern und Kommentatoren nicht mehr zuhören, sondern sie einfach »weiterblubbern« lassen, werden diese ihren Beruf alsbald an den Nagel hängen.

Stellen Sie sich vor, sie sitzen in einem Zimmer auf einem Stuhl. Durch die Türen und Fenster betreten beständig andere (Ihre Gedanken) das Zimmer, plaudern miteinander, gehen herum – aber Sie sind nicht der Gastgeber! Lassen Sie dahinziehen, und Sie werden sehen, wie es allmählich ruhiger wird. Zu Beginn einer solchen Praxis spielen wir zu gern den Gastgeber, wir reichen jedem die Hand, kümmern uns möglichst um alle Gäste, Smalltalk hier, Smalltalk da – und wir wundern uns, dass sich unsere Gäste so wohl fühlen und ein munteres Treiben im Zimmer herrscht!

Warum schreiben andere Lehrer oder Meister in solch anderer Form über Stilles Qigong? Ich habe schon einige Bücher darüber gelesen und einige Workshops zum Thema besucht, aber keiner erklärt es mir auf diese Weise.

Diese Frage hat viele verschiedene Aspekte. Zum Beispiel ist es so, dass verschiedene Lehrer auf verschiedene Quellen zugreifen. Vieles wurde und wird verschlüsselt überliefert, sowohl in der »Von-Mund-zu-Ohr-Tradition« als auch in der Schriftform. Ein Aspekt ist, das jemand nur verständlich über etwas schreiben, lehren kann, was er selbst auch verstanden hat, bzw. er tut dies gemäß seinem Verständnis. Heutzutage wird so viel abgeschrieben, unhinterfragt übernommen und tradiert, dass einem schwindelig wird.

Ein weiterer Aspekt ist, dass die traditionelle chinesische Lehrweise sich sehr von der westlichen unterscheidet. Sie verlangt den Schülern sehr viel Eigeninitiative ab, sich den Stoff zu erarbeiten. Sie geht selten über ein »Tu dies, dann tu das!« hinaus und hat einen deutlichen »Kapier-es-oder-lass-es«-Charakter. Wenn man berücksichtigt, in welchem Kontext Stilles Qigong vermittelt wurde, wird deutlich, dass es primär um die Praxis, nicht das Verständnis geht. Wenn Sie zum Beispiel zum Arzt gehen, weil Sie Magenbeschwerden haben, wird er Ihnen ein paar Hinweise zum Krankheitstypus geben und eine Medikamentur. Aber es liegt nicht in der Natur der Sache, Sie nunmehr als Student der Medizin anzunehmen und Sie in Ihrem Medizinverständnis zu unterrichten. Außerdem ist dieser knappe Unterricht ein natürliches Auswahlverfahren, welches ermöglicht, dass nur befähigte und engagierte Schüler wirkliche Fortschritte machen.

Viele Schüler solcher Lehrer vermitteln dann eben auch nur das, was sie selbst gelernt haben, in der Art, wie sie es gelernt haben – »tu dies, dann tu das!«, – und können ein offenes »Warum denn?« selbst nicht beantworten.

Zudem ist es so, dass sich Meister ungern »in den Topf schauen lassen«. Sie entscheiden je nach Umständen und Situation, was sie Schülern »auf den Teller legen«.

Ich dachte bislang, dass ich den Kleinen Himmlischen Kreislauf praktiziere, so wie ich ihn seinerzeit von Lehrer XY gelernt habe. Doch meine Praxis ist von Ihrer doch verschieden. Heißt das, dass ich etwas seit längerer Zeit schon falsch übe?

Nein, nicht unbedingt. Wenn Sie die Übung entsprechend den Anweisungen Ihres Lehrers ausführen, dann tun Sie dies im Sinne seiner Anweisungen richtig. Wie erwähnt, wird der Kleine Himmlische Kreislauf von verschiedenen Autoren und Lehrern unterschiedlich verstanden, interpretiert und gelehrt. Ich stimme mit dem Verständnis und den Erklärungen mancher Autoren nicht überein, aber das muss ja auch nicht sein. Es gibt nicht die eine richtige Route, einen Berg zu besteigen, und es hängt darüber hinaus davon ab, aus welcher Perspektive man welchen Berg sieht. Von der Alm aus erscheint die nächste Erhebung wie der Gipfel des Berges.

Anmerkungen

1 Los Angeles, Ageless Classics Press, 2006.
2 Der Tantui-Kungfu-Stil (*tan tui*, chin. »einschnappende Beine«) zählt zu den Shaolin-Langfauststilen des chinesischen Kungfu.
3 Der Kanromon ist eine zen-buddhistische Liturgie und Zeremonie, in der die »hungrigen Geister« genährt werden. Sie wird heutzutage primär zum Gedenken der Ahnen und Verstorbenen verwendet.
4 Maezumi Roshi (1931–1995) war der Dharma-Lehrer von Bernard Glassman Roshi. Er erhielt die Dharma-Weitergabe von Kuroda Roshi, Koryu Roshi und Yasutani Roshi und war somit Dharma-Nachfolger in allen drei Zen-Linien.
5 Das Mandala-System der Fünf Buddha-Familien entstammt dem tibetischen Buddhismus. Die Buddha-Familien sind *buddha, vajra, padma, ratna* und *karma*. Siehe hierzu auch Paul S. Schwerdt, *Mit Qigong durch das Jahr*, Berlin: Theseus, 2004, sowie Irini Rockwell, *The Five Wisdom Energies*, Boston: Shambhala, 2002.
6 Chin. *Wuqinxi*. Der chinesische Arzt und Heiler Hua Tuo (145–208 u. Z.) begründete diese Qigong-Form, die auf den fünf Wandlungsphasen basiert.
7 Wie andere Religionen kennt auch der Daoismus verschiedene Schulen und Richtungen. Quanzhen (»Schule der Vollkommen Wahrheit«) ist eine davon.
8 Siehe dazu Daniel Brown (1986).
9 Anm. d. A.
10 Kohn (1993).
11 Die schriftlichen Lehrwerke des Daoismus.
12 Übers. d. A. aus dem Chinesischen.
13 Ausführliche Erläuterungen hierzu in Paul Shoju Schwerdt, *Mit Qigong durch das Jahr*.
14 Eskildsen (2004).
15 Siehe auch hierzu Schwerdt, *Mit Qigong durch das Jahr*.
16 Es würde den Rahmen des Buches sprengen, die verschiedenen Qi-Arten im Körper hier alle aufzuzählen.
17 Die in diesem Buch vorkommenden und übersetzten Passagen aus dem daoistischen Klassiker »Nei Ye« basieren auf der chinesischen Vorlage sowie auf Roth (1999) und Komjathy (2003).

Anmerkungen 157

18 Advaita-Vedanta (Sanskrit, advaita vedānta, *advaita* = »Nicht-Dualität«) ist ein monistisches System, das die Welt auf ein Prinzip zurückführt. Der bekannteste Gelehrte des Advaita-Vedanta war Shankara (788–820 n. Chr.), der ältere Upanishaden, wie z. B. die Katha-Upanishad, kommentierte und die Vedanta-Philosophie weiterentwickelte. Wesentliches Charakteristikum des Advaita-Vedanta ist die Wesensidentität von Atman, der individuellen Seele, und Brahman, der Weltseele, deshalb die Bezeichnung *Advaita-Vedanta*, »Vedanta der Nichtzweiheit«. Hier besteht der Erkenntnisprozess des Menschen und der Weg zur Erlösung darin, diese Einheit zu erkennen.
19 Siehe Anm. 17.
20 Zitiert nach Mair (1998).
21 Dschuang Dsi, *Das wahre Buch vom Südlichen Blütenland*, S. 86.
22 DZ 1026; zum Tianyinzi vgl. Anhang, S. 137.
23 Komjathy (2003).
24 Siehe Komjathy (2003).
25 Tsai Tschih Tschung (1994).
26 Kap. 13, Abschnitt 36.
27 Siehe Anm. 17.
28 Dies zum »Qigong des Alltags« in Kurzform. Wenn Sie mehr zum Thema Grundsätzliches zum Qigong, Ernährung und gesunder, positiver Lebensgestaltung erfahren möchten, finden Sie in meinem Buch *Mit Qigong durch das Jahr* ausführlichere Erläuterungen darüber.
29 12. Jh., ein Unsterblicher und Begründer der daoistischen Quanzhen-Sekte.
30 Siehe Anm. 17.
31 Punkt des Du-Gefäßes, DU 20, Kreuzungspunkt der gedachten Verbindungslinie zwischen Ohrspitzen und der Schädeldachmittelkante.
32 Die populärste Form der Brokatübungen sind die *Ba Duan Jin*-Übungen, die »Acht Brokate«, eine seltenere Form sind die zwölf Brokatübungen, welche im Sitzen ausgeführt werden. Siehe dazu auch *Mit Qigong durch das Jahr*.
33 Siehe Anm. 17.
34 Kan und Li sind zwei Trigramme aus den Bagua (Acht Trigramme). Sie symbolisieren Feuer und Wasser und sind die Eltern von Yang und Yin. In der daoistischen Alchemie geht es vor allem um die Vereinigung von Kan und Li.
35 Siehe Anm. 17.
36 Die Wushan International Association bietet diese Reise als Hör-CD an.
37 Steyler Verlag, Nettetal 1987.
38 Wandering Cloud Press, Berkeley, 2003.
39 Siehe dazu *Mit Qigong durch das Jahr*.
40 Nicht ohne Grund widmete ich in meinem ersten Qigong-Buch *Mit Qigong durch das Jahr* über vierzig Seiten dem Thema Ernährung.
41 Das chinesische Verständnis des Menschen kennt zwei Formen von Seele – *hun* und *po*. Hun ist der himmlische Anteil, sich rasch bewegend und subtil; Po dagegen ist der irdische Anteil, langsam und eher materiell.

Literaturverweise und weiterführende Lektüre

Bertschinger, Richard: *Cantong Qi – Das Dao der Unsterblichkeit.* Frankfurt: Krüger, 1997.
Brown, Daniel: »The Stages of Meditation in Cross-Cultural Perspective.« In: *Transformations of Consciousness and Contemplative Perspectives in Development.* Hrsg. von Ken Wilber, Jack Engler und Daniel Brown, 1986.
Campany, Robert Ford: *To live as long as Heaven and Earth.* University of California, 2002.
Cen, Yuefang: *Chinese Qigong Essentials.* Beijing, 1996.
Chang, Chungyuan: *Tao, Zen und schöpferische Kraft.* Köln, Düsseldorf: Diederichs, 1983.
Chen, Yan Feng: *Prenatal Energy Mobilizing Qigong.* Guandong, 1992.
Cleary, Thomas: *The Taoist Classics*, Bd. 1–3, Boston: Shambhala, 1999.
Despeux, Catherine: *Das Mark des roten Phönix.* Uelzen, 1995.
Dschuang Dsi: *Das wahre Buch vom Südlichen Blütenland. Aus dem Chinesischen übersetzt und erläutert von Richard Wilhelm.* Köln, Diederichs, 1988.
Engelhardt, Ute: *Die klassische Tradition der Qi-Übungen (Qigong).* Uelzen: Steiner, 1997.
Eskildsen, Stephen: *Early Quanzhen Masters.* State University of New York, 2004.
Han, Yazhou et al.: *Huangdi Neijing* (als Comic!). München, Delphin Verlag, 1997.
Hu, Xuezhi: *Revealing The Tao Te Ching.* Los Angeles: Ageless Classics Press, 2005.
Graham, A. C.: *The Book of Lieh-tzu.* New York, 1960.
Jiao, Guorui: *Das Spiel der fünf Tiere.* Uelzen, 1992.
- *Qigong Yangsheng. Chinesische Übungen zur Stärkung der Lebenskraft.* Frankfurt: Fischer, 2000.
Kastner, Jörg: *Propädeutik der Chinesischen Diätetik.* Stuttgart, 2001.
Kohn, Livia: *Seven Steps to the Tao.* Nettetal: Steyler Verlag, 1987.
– *Taoist Meditation and Longevity Techniques.* Michigan, 1989.
– *The Taoist Experience.* New York, 1993.
– *Daoism Handbook I + II.* Leiden: Brill, 2000.
– *The Daoist Monastic Manual.* Oxford University Press, 2004.

Komjathy, Louis: *Handbooks for Daoist Practice*. Berkeley: Wandering Cloud Press, 2003.

Kubny, Manfred: *Qi – Lebenskraftkonzepte in China*. Heidelberg, 1995.

Lin, Zhongpeng: »Umsetzung der Grundsätze des Qigong – Konsequenzen für gutes Üben.« In: *Tiandiren Journal* 2/1997.

Lu K'uan Yü: *Geheimnisse der chinesischen Meditation*. Freiburg i. B.: Hermann Bauer Verlag, 1984.

– *Taoist Yoga*. Boston: Weiser Books, 2000.

Mair, Victor H.: *Zhuangzi*, Frankfurt: Krüger Verlag, 1994.

Major, John S.: *Heaven and Earth in Early Han Thought*. Albany/NY: Suny Press, 1993.

Mao Zedong: *Mao Zedongji*. Beijing, 1972.

Miyuki, Mokusen: *Die Erfahrung der Goldenen Blüte*. München: O.W. Barth, 2000.

Ni, Maoshing: *Der Gelbe Kaiser*. München: O.W. Barth, 1998.

Oberlack, Helmut (Hrsg.): *Qigong für Einsteiger*. Hamburg, 2004.

Olvedi, Ulli: *Das Stille Qigong nach Meister Zhi-Chang Li*. München: Heyne, 1998.

Predagio, Fabrizio: *Great Clarity*. Stanford University Press, 2006.

Robinet, Isabelle: *Taoist Meditation*. New York, 1993.

Roth, Harold D.: *Original Tao*. Columbia University Press, 1999.

Saso, Michael: *Blue Dragon, White Tiger*. University of Hawaii Press, 1990.

Schipper, Kristofer: *The Taoist Body*. California Press, 1993.

Schwerdt, Paul Shoju: *Mit Qigong durch das Jahr*. Berlin: Theseus, 2004.

Thoreau, Henry D.: *Leben aus den Wurzeln*. Herder Spektrum, 1978.

Trungpa, Chögyam: *Spirituellen Materialismus durchschneiden*. Berlin: Theseus, 1999.

Tsai, Tschih Tschung: *Lehrsprüche des Dschuang Dsi*. (Comic), Freiburg i. B.: VAK Verlag, 1994.

Wen Kuan Chu (Ed./Transl.): *Tao and Longevity (by Huai-Chin Nan)*. Weiser Books: Boston, 1984.

Wong, Eva: *Die Lehren des Tao*. Berlin: Ullstein, 1998.

– *Nourishing the Essence of Life*. Boston: Shambhala, 2004.

– *The Tao of Health, Longevity and Immortality*. Boston: Shambhala, 2000.

– *Harmonising Yin and Yang*. Boston: Shambhala, 1997.

– *Cultivating Stillness*. Boston: Shambhala, 1992.

Yamasaki, Taiko: *Shingon*. Berlin: Theseus, 1990.

Yu Gongbao: *Chinese Qigong Illustrated*. Beijing, 1995.

Yuzeng Liu: *Wudang Qigong*. Kansas, 1999.

Zöller, Josephine: *Das Tao der Selbstheilung*. Berlin: Ullstein, 1987.

Adressen

Wenn Sie an Seminaren, Fort- und Ausbildungen zum Thema Qigong, Stillem Qigong, unter anderem unter der Leitung des Autors Paul Shoju Schwerdt, und an Audio-CDs zur Begleitung in Stillem Qigong interessiert sind, wenden Sie sich an die Wushan International Association. Informationen erhalten sie auch unter den weiteren angegebenen Adressen.

Wushan-Akademie
Hanbrucherstr. 40
D-52064 Aachen
info@wushan.net
www.wushan.net

Deutsche Qigong-Gesellschaft e.V.
Monika Binder
Guttenbrunnweg 9
D-89165 Dietenheim
contact@qigong-gesellschaft.de
www.qigong-gesellschaft.de

Medizinische Gesellschaft für Qigong-Yangsheng e.V.
Colmantstr. 9
D-53115 Bonn
Tel. 0228/69 60 04
Buero003@qigong-yangsheng.de
www.qigong-yangsheng.de

Netzwerk Taijiquan und Qigong e.V.
Oberkleener Str. 23
D-35510 Ebersgöns
Tel. 0700/88 86 66 55
info@taijiquan-qigong.de
www.taijiquan-qigong.de

Der Autor

Paul Shoju Schwerdt, Jahrgang 1956, Kunst- und Gestalttherapeut, Kampfkunstlehrer in verschiedenen Diziplinen, studiert fernöstliche Künste seit über 30 Jahren und unterrichtet sie seit 15 Jahren. Er ist Repräsentant der Wushan Taijiquan Society/V. R. China für Europa und auch in China anerkannter Qigong- und Taijiquan-Lehrer. Als Ausbildungsleiter der Wushan International, eines Verbandes zur Förderung traditioneller chinesischer Künste, bildet er europaweit Übungsleiter und Lehrer in Taijiquan und Qigong aus. Paul Shoju Schwerdt war in den vergangenen Jahren zudem Direktor des Zen Peacemaker Ordens für Europa. 2004 wurde er von Bernard Tetsugen Glassman Roshi zum ersten Dharma-Halter im deutschsprachigen Raum ernannt.

Printed in France by Amazon
Brétigny-sur-Orge, FR

10818281R00093